TIÊU ĐIỂM PHÁT TRIỂN QUỐC TẾ

Đối tác công tư y tế ở Việt Nam

Vấn đề và lựa chọn

LÊ MINH SANG, RAMESH GOVINDARAJ, VÀ CARYN BREDENKAMP

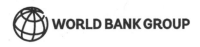

Mục lục

Các Hộp

Các Hình

Bản đồ

Các Bảng

Lời cảm ơn

Báo cáo này được thực hiện bởi nhóm nghiên cứu của Ngân hàng Thế giới bao gồm trưởng nhóm Lê Minh Sang (chuyên gia y tế, tác giả) cùng các thành viên Ramesh Govindaraj (chuyên gia y tế trưởng, tác giả), Caryn Bredenkamp (chuyên gia kinh tế trưởng, tác giả). Nhóm nhận được sự hỗ trợ kỹ thuật của Vũ Thu Hằng (chuyên gia ngành tài chính) và Kiều Hữu Hạnh (tư vấn). Công ty KPMG Tax and Advisory Limited cùng với công ty Monitor Consulting đã tổng hợp tài liệu nền và tiến hành các khảo sát để cung cấp số liệu đầu vào cho nghiên cứu.

Báo cáo được chuẩn bị dưới sự chỉ đạo chung của Enis Bariş (giám đốc phụ trách khu vực Đông Á và Thái Bình Dương của Ban Y tế, Dinh dưỡng và Dân số toàn cầu) và Ousmane Dion (giám đốc quốc gia văn phòng Ngân hàng Thế giới tại Việt Nam). Các tác giả xin cảm ơn các chuyên gia phản biện, Charles William Dalton (chuyên gia y tế cao cấp, Công ty Tài chính Quốc tế [IFC]), Vikram Sundara Rajan (chuyên gia y tế cao cấp, Ngân hàng Thế giới), và Andreas Seiter (chuyên gia y tế trưởng, Ngân hàng Thế giới) vì những ý kiến đóng góp trong quá trình hoàn thiện báo cáo này. Nhóm nghiên cứu cũng gửi lời cảm ơn chân thành tới Sarah Bales (tư vấn), Đỗ Việt Dũng (cán bộ quốc gia cao cấp), Achim Fock (quản lý danh mục), Barry Francis (chuyên gia hạ tầng, Healthcare UK), Marina Huynh (quản lý cao cấp, EY Hongkong), Keiko Inoue (trưởng chương trình phát triển con người), Dhawal Jhamb (cán bộ đầu tư, IFC), Sneha Kanneganti (chuyên gia y tế, quỹ Tài chính Toàn cầu [GFF]), Masaya Kobayashi (cán bộ của văn phòng JICA tại Vietnam), Hulya Pasaogullari (Tư vấn trưởng, iMC Worldwide), Madhu Raghunath (trưởng chương trình hạ tầng), Trần Trung Kiên (chuyên gia đấu thầu cao cấp), và Edwin Hin Lung Yeng (chuyên gia tài chính hạ tầng cao cấp) vì những lời khuyên về phương pháp tiếp cận và ý kiến đóng góp cho nội dung của báo cáo. Nhóm nghiên cứu cũng cảm ơn Hoàng Thị Anh Nga (trợ lý chương trình) đã hỗ trợ hành chính trong quá trình chuẩn bị báo cáo.

Các tác giả cũng xin cảm ơn Bộ Y tế, Bộ Kế hoạch Đầu tư và Sở Y tế thành phố Hồ Chí Minh phối hợp thực hiện nghiên cứu, cũng như Sở Y tế các tỉnh/thành phố khác, các cơ quan nhà nước và tư nhân trong ngành y tế, các hội chuyên ngành và các đối tác phát triển đã tham gia vào các hội thảo tham vấn.

Nhóm nghiên cứu ghi nhận và cảm ơn nguồn vốn quý báu của Quỹ Tài chính Toàn cầu cho Phụ nữ, Trẻ em và Trẻ vị thành niên (GFF).

Về tác giả

Caryn Bredenkamp là chuyên gia kinh tế trưởng tại Ngân hàng Thế giới, chuyên gia về tài chính y tế, bảo hiểm y tế, bảo hiểm xã hội và phân tích vốn chủ sở hữu. Bà có hơn 15 năm kinh nghiệm nghiên cứu về y tế và tình trạng đói nghèo ở các nước đang phát triển. Bà dành phần lớn thời gian làm việc tại các quốc gia có thu nhập trung bình, với quy mô dân số lớn như Ấn Độ, Philippines và Việt Nam, và cả ở những quốc gia có nền kinh tế dễ bị tổn thương hơn như Cộng hòa Dân chủ Congo, Eritrea, Myanmar và Đông Timor. Trước khi làm việc cho Ngân hàng Thế giới, bà Caryn là giảng viên của Đại học Stellenbosch và Đại học KwaZulu-Natal tại quê hương Nam Phi. Bà là tác giả của nhiều bài báo đăng trên các tạp chí quốc tế có bình duyệt. Bà có bằng tiến sĩ về chính sách công, bằng thạc sĩ kinh tế và bằng cử nhân khoa học chính trị và kinh tế.

Ramesh Govindaraj là chuyên gia y tế trưởng của Ban Y tế, Dinh dưỡng và Dân số toàn cầu của Ngân hàng Thế giới. Ông Ramesh có bằng Bác sĩ y khoa (MD), chuyên ngành nhãn khoa của Đại học Delhi và bằng Thạc sĩ khoa học về chính sách và quản lý y tế và bằng Tiến sĩ khoa học về chính sách và kinh tế y tế quốc tế của Đại học Harvard. Ông đã có hơn 30 năm kinh nghiệm trong lĩnh vực phát triển ở nhiều quốc gia khác nhau, từ một bác sĩ ở Ấn Độ, tại một tổ chức phi chính phủ quốc tế có trụ sở tại California, tại một công ty nghiên cứu dược có trụ sở tại New Jersey và là nhà nghiên cứu cao cấp tại Đại học Harvard. Trước khi tham gia Ngân hàng Thế giới, ông Ramesh dành nhiều năm làm việc trong lĩnh vực phát triển ở khu vực Châu Phi, Đông Á và Nam Á. Bên cạnh mảng nghiên cứu về các hệ thống y tế và tài chính y tế, ông là một trong số ít chuyên gia về dược phẩm tại Ngân hàng Thế giới. Ông Ramesh có nhiều bài nghiên cứu được công bố rộng rãi trên các tạp chí chuyên ngành về dược phẩm, y tế, và phát triển, đồng thời là tác giả của nhiều quyển sách. Ông được mời làm giáo sư thỉnh giảng tại rất nhiều trường đại học hàng đầu ở Hoa Kỳ.

Lê Minh Sang là chuyên gia y tế tại văn phòng Ngân hàng Thế giới ở Hà Nội, phụ trách mảng phát triển nguồn nhân lực y tế, nâng cao chất lượng chăm sóc y tế, sức khỏe môi trường và đối tác công tư trong lĩnh vực y tế. Ông có kinh nghiệm 15 năm về tư vấn chính sách và hỗ trợ kỹ thuật cho các cơ quan chính phủ và các tổ chức y tế ở Việt Nam cũng như ở Campuchia, Cộng hòa Dân chủ Nhân dân Lào và Myanmar. Trước khi làm việc tại Ngân hàng Thế giới, ông từng là giảng viên đại học và là chuyên gia y tế của một công ty tư vấn quốc tế có trụ sở tại Hà Nội. Ông cũng là tác giả của một số giáo trình giảng dạy và nhiều báo cáo nghiên cứu. Ông tốt nghiệp bác sĩ đa khoa, có bằng thạc sĩ về y tế công cộng và bằng sau đại học về quản lý bệnh viện.

Tóm tắt

GIỚI THIỆU

Khoảng trống giữa nhu cầu đầu tư và khả năng tài chính của nhà nước đã thúc đẩy chính phủ tập trung vào huy động nguồn lực tư nhân để cung ứng tài sản và dịch vụ công, trong đó có phương thức Đối tác công tư (PPP). Trong hai thập kỷ qua, có 336 hợp đồng PPP đã được ký kết để phát triển cơ sở hạ tầng về giao thông, năng lượng, nước và thương mại. PPP nổi lên như một phương thức cung cấp hạ tầng và dịch vụ y tế ở Việt Nam, bổ sung thêm vào các loại hình hợp tác công tư đã có kể từ khi Chính phủ triển khai chính sách "xã hội hóa" (nhằm huy động nguồn lực tư nhân cho y tế và các ngành khác) vào đầu những năm 1990.

Báo cáo này nhằm đưa ra bằng chứng để Chính phủ Việt Nam xây dựng chính sách cho PPP Y tế, bao gồm Luật đầu tư theo phương thức PPP và những văn bản pháp lý liên quan, cũng như để Bộ Y tế và chính quyền địa phương ra quyết định cho các giao dịch PPP. Đây không phải là tài liệu quảng bá cho PPP như là phương thức duy nhất hay tối ưu để hợp tác với khối tư nhân cải thiện cung ứng dịch vụ y tế ở Việt Nam. Thay vào đó, Báo cáo này cung cấp các thực hành tốt và những bài học kinh nghiệm trong xây dựng và triển khai PPP Y tế trên thế giới để Chính phủ cân nhắc khi quyết định phát triển mô hình PPP.

PPP Y TẾ TRÊN THẾ GIỚI

PPP Y tế đã được áp dụng phổ biến tại các quốc gia phát triển, cũng như các nước có thu nhập trung bình thấp. Thông thường, hợp đồng PPP y tế sẽ kết hợp nhiều giai đoạn hoặc chức năng của dự án như thiết kế, xây dựng, tài chính, bảo trì, vận hành, cung cấp dịch vụ y tế. Tùy theo vai trò và trách nhiệm mà khu vực tư nhân đảm nhận, PPP y tế có thể được phân thành năm loại hình chính: PPP dịch vụ quản lý thiết bị, PPP dịch vụ quản lý và vận hành, PPP dịch vụ chuyên khoa, PPP cơ sở vật chất và PPP tích hợp. Mỗi loại hình PPP y tế đều có ưu điểm và nhược điểm nhất định, do đó, phương thức "một cỡ vừa tất cả" khó thể đáp ứng được sự khác biệt đáng kể về kinh tế và chăm sóc sức khỏe. Điều đáng lưu ý ngay ở các thị trường phát triển, việc quản lý các hợp đồng PPP y tế vẫn là nhiệm vụ thách thức.

Hầu hết các quốc gia có chương trình PPP Y tế năng động đều dựa trên khung PPP hợp lý, một số nước còn thay đổi luật để hỗ trợ phát triển PPP Y tế. Hỗ trợ của Chính phủ, trực tiếp hoặc dự phòng, là cần thiết để nâng cao tính khả thi tài chính và khả năng tín dụng của dự án. Năng lực của khu vực công trong đánh giá đề xuất PPP và quản lý dự án là điều kiện quan trọng để vận hành được các dự án PPP Y tế. Một số nước thành lập Đơn vị kỹ thuật PPP trong Bộ Y tế (BYT), bên cạnh Đơn vị đầu mối PPP thường đặt trong Bộ khác, để xây dựng chính sách, chuẩn hóa tài liệu, điều phối các bên liên quan, hỗ trợ kỹ thuật, nâng cao nhận thức và xây dựng năng lực cho cán bộ. Thêm vào đó, các cơ quan nhà nước có thẩm quyền (ở Bộ hoặc chính quyền địa phương) cần có nguồn lực để chuẩn bị và đấu thầu dự án PPP, theo dõi kết quả hoạt động của dự án, và xử lý những thay đổi không mong muốn trong suốt thời hạn hợp đồng. Cam kết chính trị, sự sẵn sàng của khu vực tư nhân, và sự tham gia của các bên liên quan cũng là những yếu tố quan trọng cho dự án PPP Y tế.

THIẾT KẾ VÀ TRIỂN KHAI PPP Y TẾ Ở VIỆT NAM

Dự án PPP được điều chỉnh bởi nhiều văn bản pháp lý và quy định được sửa vài lần trong vòng mười năm qua. Văn bản pháp quy quan trọng nhất là Nghị định 63/2018/NĐ-CP về đầu tư theo phương thức Đối tác công tư. Định nghĩa PPP trong Nghị định này chỉ đề cập đến các dự án đầu tư hơn là các loại PPP dịch vụ. Nó cũng không đề cập đến định nghĩa về hợp đồng dài hạn, chuyển giao rủi ro và/hoặc trách nhiệm quản lý từ khu vực công sang khu vực tư hoặc thanh toán dựa trên kết quả theo các thông số đã được hai bên thỏa thuận. Có tám loại hợp đồng PPP được quy định, bao gồm Xây dựng - Kinh doanh - Chuyển giao (BOT), Xây dựng - Chuyển giao - Kinh doanh (BTO), Xây dựng - Chuyển giao (BT), Xây dựng - Sở hữu – Kinh doanh (BOO), Xây dựng - Chuyển giao - Thuê dịch vụ (BTL), Xây dựng - Thuê dịch vụ - Chuyển giao (BLT), Quản lý - Kinh doanh (O&M), và Hỗn hợp. Quy trình phát triển dự án PPP tương tự như quy trình được sử dụng ở các quốc gia khác. Một số quy định trong khung PPP hiện tại bao gồm chuẩn bị, mua sắm, đấu thầu và quản lý hợp đồng, cũng tương đối tốt so với các nước có thu nhập trung bình thấp khác.

Việt Nam áp dụng mô hình quản lý phân cấp cho các dự án PPP, trong đó quyền hạn được chuyển từ chính quyền trung ương sang các cơ quan nhà nước (CQNN) có thẩm quyền bao gồm các bộ, ngành chủ quản và chính quyền địa phương. Nghị định 63/2018/NĐ-CP xác định các vai trò sau đây đối với các tổ chức quốc gia và cấp tỉnh: Ban chỉ đạo cấp quốc gia chịu trách nhiệm hỗ trợ nhà nước và Thủ tướng Chính phủ chỉ đạo và điều phối các hình thức đầu tư PPP; Văn phòng PPP trực thuộc Bộ Kế hoạch và Đầu tư (BKH&ĐT) chịu trách nhiệm hỗ trợ Ban chỉ đạo; CQNN có thẩm quyền chịu trách nhiệm ký kết và thực hiện hợp đồng dự án; các đơn vị PPP chịu trách nhiệm quản lý và tổ chức thực hiện các dự án PPP trong mỗi CQNN có thẩm quyền; và Ban quản lý dự án (BQLDA) chịu trách nhiệm chuẩn bị và triển khai các dự án PPP cụ thể.

Trong chính sách xã hội hóa hoạt động y tế, PPP nằm trong nhóm các công cụ hợp đồng mà khối công lập có thể sử dụng để huy động tài chính tư nhân cho cung cấp hạ tầng và dịch vụ y tế. Có ít nhất 25 loại hợp đồng áp dụng trong lĩnh vực y tế, được quy định trong các văn bản pháp luật khác nhau. Chỉ những hình thức hợp đồng được nêu trong Nghị định 63/2018/NĐ-CP mới được coi là hợp đồng PPP, mặc dù một trong số đó - hợp đồng BT - không được quốc tế coi là hợp đồng PPP. Các loại hợp đồng còn lại không được coi là PPP, bất kể khu vực tư nhân chia sẻ trách nhiệm và rủi ro ở mức độ nào. Trong số các hợp đồng không phải PPP, hợp đồng liên doanh, liên kết và hợp đồng hợp tác kinh doanh được các cơ sở y tế công lập sử dụng phổ biến nhất. Trong thực tế, một số hợp đồng liên doanh cũng có các đặc điểm giống như hợp đồng PPP, chẳng hạn như hợp đồng dài hạn, chuyển giao đáng kể rủi ro, trách nhiệm cho khu vực tư nhân và thanh toán dựa trên kết quả cho doanh nghiệp dự án. Luật sử dụng và quản lý tài sản công cho phép các tổ chức chuyên môn khu vực công tham gia hợp đồng PPP hoặc hợp đồng liên doanh, liên kết với các đối tác tư nhân, trong khi đó, Luật Đầu tư cho phép các nhà đầu tư tư nhân ký kết hợp đồng PPP hoặc hợp đồng hợp tác kinh doanh với khu vực công.

Việc áp dụng PPP trong ngành y tế còn rất hạn chế bất chấp một số yếu tố thúc đẩy như khuyến khích xã hội hóa hoạt động y tế, tăng cường tự chủ bệnh viện, mở rộng bao phủ bảo hiểm y tế toàn dân và phát triển tín dụng y tế. Có 63 dự án PPP trong lĩnh vực y tế được đề xuất. Số lượng nhiều dự án được đề xuất không phản ánh tiềm năng lớn mà do thiếu tiêu chí sàng lọc dự án PPP, và chỉ có một số lượng nhỏ trong số đó có thể triển khai được. Hầu hết các dự án PPP Y tế do Chính quyền địa phương đề xuất và phát triển, đặc biệt là thành phố Hồ Chí Minh. Chúng tập trung vào hạ tầng và dịch vụ bệnh viện hơn là y tế dự phòng và y tế cơ sở, và hướng đến nhóm dân số có thu nhập cao hơn ở thành thị hơn là các nhóm chịu thiệt thòi ở nông thôn. Danh mục dự án PPP y tế, vì vậy, làm dấy lên hoài nghi về tính công bằng và hiệu quả trong việc cung cấp dịch vụ y tế công.

Quá trình chuẩn bị, thẩm định và phê duyệt dự án thường bị kéo dài và việc đấu thầu không được quản trị tốt. Hiện mới có 18 dự án hoàn thành được nghiên cứu tiền khả thi và 10 dự án hoàn thành nghiên cứu khả thi. Công tác đấu thầu lựa chọn nhà đầu tư không hiệu quả, thiếu cạnh tranh và minh bạch. Trong 8 dự án đến giai đoạn đấu thầu, có 4 dự án chỉ định nhà đầu tư, 3 dự án áp dụng đấu thầu cạnh tranh nhưng không có nhà đầu tư tham gia hoặc chỉ có một nhà đầu tư trúng sơ tuyển. Thành quả về phát triển hạ tầng và cung ứng dịch vụ y tế thông qua phương thức PPP còn khiêm tốn: trong 3 hợp đồng PPP y tế đã ký kết với nhà đầu tư, một hợp đồng BOO Bệnh viện đa khoa 500 giường đã bị hủy, một hợp đồng BOT bệnh viện 200 giường theo yêu cầu đi vào vận hành từ 2014 nhưng tình hình hoạt động và tài chính kém, còn một hợp đồng BT trường đại học y tế công cộng đã hoàn thành nhưng không có cơ chế cho khối tư nhân chia sẻ trách nhiệm bảo trì.

RÀO CẢN CHO PHÁT TRIỂN PPP Y TẾ Ở VIỆT NAM

Mặc dù có những cải thiện trong thời gian gần đây, khung chính sách và quy định hiện tại về PPP vẫn còn nhiều hạn chế, đặc biệt liên quan đến các dự án PPP y tế. Định nghĩa PPP hướng tới các dự án PPP phát triển cơ sở hạ tầng, coi nhẹ vai trò PPP dịch vụ như ở các quốc gia khác. Định nghĩa cũng không đề cập đến định nghĩa về hợp đồng dài hạn, chuyển giao rủi ro hoặc trách nhiệm quản lý từ khu vực công lập sang khu vực tư hoặc thanh toán dựa trên kết quả. Khung PPP hiện tại còn thiếu một số quy định và hướng dẫn quan trọng để sàng lọc dự án PPP, phân bổ rủi ro, phát triển các chỉ số kết quả chính, cung cấp hỗ trợ của chính phủ, và quản lý đề xuất tự nguyện. Các văn bản pháp lý áp dụng với một dự án PPP chưa đảm bảo tính đầy đủ, thống nhất. Hơn nữa, PPP chưa được lồng ghép vào các chính sách, quy định liên quan trong lĩnh vực y tế, ảnh hưởng đến việc sử dụng mô hình PPP để phát triển cơ sở hạ tầng và cải thiện chất lượng dịch vụ. Các bên liên quan có động lực tham gia vào các dự án y tế theo mô hình liên doanh thông qua chính sách xã hội hóa hơn là tham gia đầu tư theo phương thức PPP (phức tạp và kéo dài hơn).

Khối công lập thiếu năng lực thể chế để quản lý các hợp đồng PPP phức tạp. BKH&ĐT và hai SKH&ĐT ở thành phố Hà Nội và Hồ Chí Minh đã thành lập đơn vị PPP để giải quyết các công việc hàng ngày nhưng không có đơn vị nào có tổ công tác về PPP Y tế. Nhóm nòng cốt về PPP Y tế ở BYT có ba nhân viên nhưng họ không được phân bổ toàn thời gian và thiếu kinh nghiệm về PPP. Cán bộ quản lý y tế công ở tất cả các tuyến thiếu năng lực quản lý dự án PPP. Trong cuộc khảo sát năm 2019, tỷ lệ phần trăm những nhà quản lý y tế công lập tự đánh giá "yếu" về năng lực quản lý các dự án PPP là 32 đến 41 phần trăm với các kỹ năng lập kế hoạch, 32 đến 39 phần trăm với các kỹ năng quản lý tài chính, 24 đến 33 phần trăm với các kỹ năng pháp lý và đấu thầu, 26 đến 32 phần trăm với các kỹ năng kỹ thuật và 15 đến 20 phần trăm với các kỹ năng quản lý hợp đồng. Hơn nữa, hạn chế về tài chính và thông tin là rào cản để quản lý hiệu quả các dự án PPP trong ngành. Một nửa các nhà quản lý y tế công cho rằng tổ chức của họ không có đủ tài chính và thông tin khi thực hiện các bước trong quy trình triển khai dự án PPP.

Khối tư nhân có thế mạnh trong phát triển hạ tầng nhưng thiếu cán bộ y tế trình độ cao. Do đó, hầu hết các hoạt động hợp tác công-tư trong lĩnh vực y tế tại Việt Nam đều dựa vào nguồn nhân lực tuyển dụng các đơn vị cung cấp dịch vụ y tế công lập. Các chuỗi chăm sóc sức khỏe lớn, sở hữu nguồn lực và kinh nghiệm quản lý đáng quý, lại không mặn mà tham gia đối tác với Chính phủ trong các dự án PPP. Không có hỗ trợ tài chính của Chính phủ cho dự án PPP, khối tư nhân sẽ thu hồi vốn và tạo doanh thu từ chi trả tiền túi của người bệnh (hộ gia đình), ngay cả nếu phương thức chi trả này ảnh hưởng đến mục tiêu bao phủ y tế toàn dân và bảo vệ tài chính cho tất cả mọi người.

Mặc dù nguồn tín dụng cho y tế là dồi dào trong ngắn và trung hạn, khả năng cung cấp tín dụng dài hạn cho doanh nghiệp dự án PPP bị hạn chế bởi đặc tính nguồn vốn gửi ngắn hạn và chi phí giao dịch tương đối cao. Tài chính dựa trên doanh thu, miễn truy đòi hoặc truy đòi hạn chế không phổ biến ở Việt Nam, khi các ngân hàng địa phương cho vay có tài sản thế chấp. Thị trường vốn trong nước có ít sản phẩm tài chính dài hạn, làm ảnh hưởng đến vốn đầu tư hạ tầng ở Việt Nam.

CON ĐƯỜNG PHÍA TRƯỚC: KHUYẾN NGHỊ

Trong bối cảnh hiện nay, việc lựa chọn mô hình và hợp đồng PPP y tế nên được tiến hành thận trọng. Các dự án PPP y tế đang triển khai gợi ý rằng mô hình PPP "nặng về công trình, nhẹ về dịch vụ", ví dụ như dự án PPP về trang thiết bị và cơ sở vật chất, thường là những lựa chọn khả thi nhất. Các mô hình PPP "nhẹ về công trình, nặng về dịch vụ", như PPP dịch vụ chuyên khoa và PPP tích hợp ở cấp chăm sóc sức khỏe ban đầu, cũng có thể phù hợp với một số dự án mà ở đó khối tư nhân có nhiều lợi thế cạnh tranh, ví dụ như dịch vụ chẩn đoán. Tuy nhiên, Việt Nam dường như chưa sẵn sàng thực hiện mô hình bệnh viện PPP lồng ghép toàn diện do nhiều rào cản khác nhau trong khung pháp lý hiện hành, cũng như khoảng cách năng lực giữa khu vực công lập và tư nhân. Bốn trong số các loại hợp đồng được quy định gồm BLT, BTL, BOT và BTO đều có thể áp dụng trong lĩnh vực y tế. Hợp đồng BOO không được khuyến nghị thực hiện vì thực tế là cả khu vực công lập và tư nhân đều chưa sẵn sàng chuyển giao đầy đủ trách nhiệm, rủi ro cho khu vực tư nhân.

Về lâu dài, chính phủ Việt Nam nên định hướng lại các dự án PPP y tế theo hai mục tiêu chính của hệ thống y tế quốc gia: Công bằng và Hiệu quả. Tất cả các dự án PPP y tế tiềm năng phải được sàng lọc nghiêm ngặt để chứng minh tính phù hợp với lợi ích của người dân và đảm bảo giá trị đồng tiền khi áp dụng phương thức này. Chỉ có những dự án PPP y tế qua sàng lọc mới được đưa vào trong kế hoạch phát triển ngành y tế và kế hoạch đầu tư công trung hạn. Khi đó, nhà nước sẽ có cơ sở để hỗ trợ cho các dự án PPP y tế hợp lệ, đặc biệt là những dự án hướng đến các nhóm dân cư chịu thiệt thòi, để chúng trở nên vững vàng về tài chính và thu hút được nhà đầu tư. Nếu không, có nguy cơ rằng những dự án PPP (giống như phần lớn dự án liên doanh khác) sẽ hướng vào các khu vực có tiềm năng sinh lời cao, chủ yếu phục vụ các nhóm thu nhập cao và trung bình, hơn là giúp thu hẹp khoảng cách trong tiếp cận dịch vụ y tế cho người Việt Nam. Các hợp đồng PPP y tế cần được theo dõi bằng các chỉ số kết quả hoạt động chủ chốt và đối tác tư nhân được chi trả theo kết quả cung ứng dịch vụ.

Việt Nam đang xây dựng Luật đầu tư theo phương thức PPP và đây là cơ hội hoàn thiện các khái niệm về PPP và tối ưu hóa quy trình, thủ tục phát triển một dự án PPP y tế. Khái niệm PPP trong khung pháp lý cần nêu rõ tính chất đầu tư dài hạn của các hợp đồng cung cấp dịch vụ, tầm quan trọng của việc chia sẻ rủi ro và trách nhiệm quản lý, vai trò của cơ chế thanh toán dựa trên kết quả thực hiện trong việc thực hiện hiệu quả các dự án PPP. Phạm vi của các hợp đồng PPP không nên giới hạn với các dự án cơ sở hạ tầng theo hình thức "xây dựng và vận hành/cho thuê" mà nên áp dụng mở rộng với các dịch vụ công chất lượng cao cho người dân. Nghiên cứu tiền khả thi cần bao gồm phân tích định tính để đảm bảo khả năng phát huy giá trị đồng tiền của mô hình hợp đồng PPP so với mô hình hợp đồng truyền thống. Nghiên cứu khả thi cần tiến hành đánh giá định lượng hơn là định tính khả năng phát huy giá trị đồng tiền nhằm hỗ trợ các cơ quan quản lý nhà nước thiết kế khung chia sẻ rủi ro tối ưu. Các hợp đồng PPP nên xác định rõ các sản phẩm đầu ra mong muốn, đồng thời quy định việc thanh toán cho doanh nghiệp dự án dựa trên kết quả thực hiện/đầu ra thực tế thay vì tập trung vào các yếu tố đầu vào. Những hạn chế và không chắc chắn xung quanh các đề xuất tự nguyện cần được giải quyết. Luật đầu tư theo phương thức PPP nên cho phép các CQNN có thẩm quyền cung cấp hỗ trợ tài chính công và xây dựng cơ chế để tính toán, hạch toán, giám sát thực hiện các cam kết tài chính. Nghị định của Chính phủ và các Thông tư của BTC và BKH&ĐT nên có những quy định và hướng dẫn chi tiết. BYT nên xây dựng một Thông tư hướng dẫn sàng lọc, chuẩn bị, triển khai, theo dõi và đánh giá các dự án PPP Y tế.

Cơ cấu tổ chức trong ngành y tế cần được tăng cường để quản lý các dự án hợp tác và đối tác công tư. Ở cấp trung ương, BYT nên thành lập một đơn vị chuyên trách thuộc Vụ Kế hoạch -Tài chính để thúc đẩy quá trình chuẩn bị, thực hiện và giám sát chương trình hợp tác công tư, bao gồm các dự án PPP, trong lĩnh vực y tế. Các tỉnh, thành phố có nhiều dự án PPP nên thành lập một tổ công tác chuyên trách về các dự án PPP y tế. Các đơn vị chuyên trách PPP ở trung ương và địa phương cần dự toán và huy động các nguồn lực để quản lý các dự án PPP y tế. Cán bộ quản lý y tế công cần được đào tạo để có đủ năng lực chuẩn bị và triển khai dự án PPP. Đơn vị chuyên trách về PPP trong BYT nên xây dựng một chương trình đào tạo - ở các mức độ giới thiệu, trung cấp và nâng cao - để nâng cao nhận thức và năng lực của các cán bộ quản lý về PPP y tế.

Tiếp tục phát triển Y tế tư nhân và thị trường vốn trong nước sẽ tạo thêm nhiều cơ hội cho khối công lập xây dựng các đối tác hiệu quả và bền vững với khối tư nhân trong các dự án PPP y tế. Xây dựng năng lực cho khối y tế tư nhân cũng quan trọng tương đương như xây dựng năng lực cho các chủ thể trong khối công lập. Cuối cùng, BYT cùng với BKH&ĐT và chính quyền địa phương nên duy trì các kênh truyền thông với các bên liên quan và gắn kết họ trong suốt quá trình ra chính sách và phát triển dự án PPP Y tế.

Chữ viết tắt

BGTVT   Bộ Giao thông Vận tải
BHXH   Bảo hiểm Xã hội
BHYT   Bảo hiểm Y tế
BKH&ĐT   Bộ Kế hoạch và Đầu tư
BLT   Xây dựng – Thuê dịch vụ – Chuyển giao
BOO   Xây dựng – Sở hữu – Kinh doanh
BOT   Xây dựng – Kinh doanh – Chuyển giao
BT   Xây dựng – Chuyển giao
BTC   Bộ Tài Chính
BTL   Xây dựng – Chuyển giao – Thuê dịch vụ
BTNMT   Bộ Tài nguyên Môi trường
BTO   Xây dựng – Chuyển giao – Kinh doanh
BXD   Bộ Xây dựng
BYT   Bộ Y tế
CQNN   Cơ quan Nhà nước
GDP   Tổng sản phẩm nội địa
HFIC   Công ty Đầu tư Tài chính Nhà nước thành phố Hồ Chí Minh
KCB   Khám chữa bệnh
KH-TC   Kế hoạch - Tài chính
KTNN   Kiểm toán Nhà nước
LHQ   Liên hiệp quốc
NCKT   Nghiên cứu khả thi
NCTKT   Nghiên cứu tiền khả thi
NHNN   Ngân hàng Nhà nước
O&M   Kinh doanh và Quản lý
PPP   Đối tác công tư
PTDA   Phát triển dự án
QLTB   Quản lý thiết bị
SKH&ĐT   Sở Kế hoạch và Đầu tư
STC   Sở Tài chính
STNMT   Sở Tài nguyên - Môi trường
SYT   Sở Y tế
UBND   Ủy ban Nhân dân
UNSECAP   Ủy ban Kinh tế và Xã hội Liên hiệp quốc về Châu Á – Thái Bình Dương
WHO   Tổ chức Y tế Thế giới

1 Giới thiệu

PHÁT TRIỂN KINHH TẾ VÀ VAI TRÒ MỚI NỔI CỦA ĐỐI TÁC CÔNG TƯ

Việt Nam đã chuyển tiếp thành công từ mô hình kinh tế kế hoạch tập trung, đóng cửa sang một nền kinh tế năng động, định hướng thị trường, hội nhập và kết nối với nền kinh tế toàn cầu. Bắt đầu từ thời kỳ cải cách kinh tế (Đổi mới) năm 1986, Việt Nam đã liên tục ghi nhận nhiều thành quả trong tốc độ phát triển kinh tế và xóa đói giảm nghèo. Năm 2009, Việt Nam trở thành quốc gia có mức thu nhập trung bình. Vào năm 2016, tỷ lệ hộ nghèo đã giảm xuống 9,8 phần trăm (Tổng cục Thống kê - Chuẩn nghèo của Ngân hàng Thế giới) từ xấp xỉ 60 phần trăm vào năm 1993 (Ngân hàng Thế giới 2019). Tổng sản phẩm quốc nội (GDP) tăng trưởng trung bình 6,14 phần trăm mỗi năm trong giai đoạn 2011 – 2017, và đạt mức tăng trưởng 7,08 phần trăm hàng năm vào năm 2018. Khoảng 70 phần trăm dân số Việt Nam hiện được xếp vào nhóm an toàn về kinh tế, trong đó 13 phần trăm thuộc tầng lớp trung lưu toàn cầu (Ngân hàng Thế giới 2018).

Nguồn đầu tư lớn đã đóng góp đáng kể vào tốc độ tăng trưởng kinh tế. Từ năm 2008 đến 2015, đầu tư vào cơ sở hạ tầng trung bình đạt 8 phần trăm GDP, cao hơn nhiều so với mức trung bình toàn cầu (Viện ADB 2016). Việt Nam đã cải thiện thứ hạng về chỉ số cơ sở hạ tầng toàn cầu lên vị trí thứ 79 trong năm 2016 (từ vị trí thứ 95 năm 2012) (Diễn đàn kinh tế thế giới 2017). Tuy nhiên, khả năng cạnh tranh cơ sở hạ tầng vẫn nằm ở mức khiêm tốn so với các nền kinh tế phát triển hơn trong khu vực và các chuyên gia về cơ sở hạ tầng (cũng như các nhà lãnh đạo và người dân Việt Nam) đều cho rằng cần tăng cường đầu tư vào hạng mục này. Theo ước tính của Ngân hàng Thế giới năm 2013, để đáp ứng nhu cầu cơ sở hạ tầng trong giai đoạn 2016-2020, Việt Nam cần đầu tư 25 tỷ USD mỗi năm (Ngân hàng Thế giới 2013). Năm 2018, Liên Hợp Quốc (LHQ) ước tính rằng khoảng thiếu thụt tài chính để đầu tư cơ sở hạ tầng trong lĩnh vực giao thông, năng lượng, công nghệ thông tin, nước và nước thải vào khoảng 12 tỷ USD mỗi năm (UNESCAP 2018).

Nhu cầu đầu tư vượt quá khả năng tài chính của chính phủ. Chính phủ đang trong giai đoạn cân đối tài khóa nhằm giải quyết vấn đề thâm hụt ngân sách cao và nợ công tăng nhanh. Tỷ lệ nợ công trên GDP đạt đỉnh 63,8 phần trăm vào năm 2016 trước khi giảm xuống 61,4 phần trăm vào năm 2018. Kỷ luật tài khóa đang được thực hiện nghiêm ngặt để kiểm soát thực trạng thâm hụt hàng năm dưới mức mục tiêu 4 phần trăm GDP và trần nợ công ở mức 65 phần trăm GDP trong giai đoạn 2016-2020[1]. Trong khi đó, nguồn kinh phí từ hỗ trợ phát triển chính thức, vốn đóng góp quan trọng vào đầu tư cơ sở hạ tầng, đã giảm dần do Việt Nam đã trở thành quốc gia có thu nhập trung bình.

Khoảng cách giữa nhu cầu đầu tư và khả năng tài chính của Việt Nam là nguyên nhân khiến chính phủ tập trung vào huy động nguồn lực tư nhân cho các mục tiêu phát triển công, bao gồm thông qua phương thức đối tác công tư (PPP). PPP được đưa vào khung pháp lý năm 1997 thông qua Nghị định 78/1997/NĐ-CP, trong đó tập trung vào đầu tư theo các hợp đồng Xây dựng - Kinh doanh - Chuyển giao (BOT), Xây dựng – Chuyển giao – Kinh doanh (BTO) và Xây dựng - Chuyển giao (BT). Tuy nhiên, thị trường PPP tại Việt Nam vẫn chỉ được coi là một thị trường mới nổi cho tới năm 2014 (Economist Intelligence Unit 2014). Sau đó, khuôn khổ chung về PPP đã được tăng cường thông qua các Nghị định sửa đổi và quy định có liên quan trong năm 2015 và 2018 (xem Chương 3).

Trong hai thập kỷ qua, 336 hợp đồng PPP đã được ký kết tại Việt Nam, với số vốn huy động hơn 1.600 nghìn tỷ đồng (khoảng 72 tỷ USD) từ khu vực tư nhân để phát triển cơ sở hạ tầng[2]. Hầu hết các dự án PPP được thực hiện trong lĩnh vực giao thông, năng lượng và nước, cũng như trong xây dựng trụ sở làm việc của các cơ quan công lập (hình 1.1). Trong khi nhiều dự án PPP được đánh giá là có tác động tích cực đến chất lượng cơ sở hạ tầng, vẫn còn có nhiều khó khăn. Đặc biệt, một số dự án thu giá dịch vụ sử dụng đường bộ theo phương thức PPP đã gặp nhiều vấn đề, làm dấy lên hoài nghi về tính bền vững tài chính của các dự án này. Do đó, Ngân hàng Nhà nước (NHNN) đã yêu cầu các tổ chức tín dụng tăng cường quản lý rủi ro đối với các dự án giao thông Xây dựng - Kinh doanh - Chuyển giao và Xây dựng – Chuyển giao[3]. Tín dụng cho các dự án đầu tư cơ sở hạ tầng theo phương thức Xây dựng - Kinh doanh - Chuyển giao, vì thế, đã bắt đầu giảm dần.

Khi chính phủ tiếp tục gặp khó khăn khi cần cân bằng giữa nhu cầu phát triển kinh tế và khả năng tài chính hạn chế, việc khắc phục các rào cản trong thiết kế và thực hiện các dự án PPP đã trở thành vấn đề ưu tiên trong chính sách công. Năm 2017, Ban Chấp hành Trung ương Đảng đã ban hành Nghị quyết số 10/NQ-TW nhằm hoàn thiện khuôn khổ pháp lý cho phát triển cơ sở hạ tầng và tạo điều kiện cho mọi thành phần kinh tế tư nhân tham gia cung cấp dịch vụ công. Trên cơ sở đó, Chính phủ đã sửa đổi khung pháp lý về PPP năm 2018. Luật đầu tư theo phương thức PPP đang được xây dựng mới và Quốc hội đã nhất trí sẽ ban hành Luật vào năm 2020.

HÌNH 1.1

Số lượng các dự án PPP đã ký kết tại Việt Nam, theo lĩnh vực, đến năm 2019

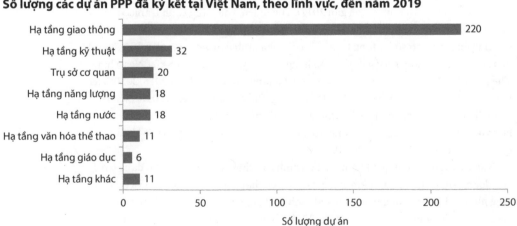

Nguồn: Bộ Kế hoạch và Đầu tư Việt Nam.

NHU CẦU MỞ RỘNG DỊCH VỤ CHĂM SÓC SỨC KHỎE, NHƯNG DƯ ĐỊA TÀI CHÍNH HẠN CHẾ

Việt Nam đã đạt được những cải thiện rõ rệt về tình trạng sức khỏe, tuy nhiên, những thay đổi về nhân khẩu học, dịch tễ học và xã hội đặt ra những thách thức mới đối với hệ thống y tế. Việt Nam là một trong những quốc gia có tốc độ già hóa nhanh nhất trên thế giới và nhóm dân số từ 65 tuổi trở lên dự kiến sẽ tăng 2,5 lần vào năm 2050 (Tổng cục thống kê và Quỹ Dân số Liên Hợp Quốc UNFPA 2016). Điều này khiến gánh nặng bệnh tật do bệnh không lây nhiễm ở Việt Nam tăng mạnh, từ 46 phần trăm tổng gánh nặng bệnh tật (được tính bằng số năm sống bị mất đi do bệnh tật) vào năm 1990 lên 74 phần trăm vào năm 2017[4]. Nhu cầu về nguồn lực để sàng lọc, điều trị ung thư và các bệnh tim mạch, cùng với các yếu tố nguy cơ như tăng huyết áp và tiểu đường, cũng tăng lên. Ngoài gánh nặng bệnh tật đang thay đổi, Việt Nam phải đáp ứng nhu cầu của tầng lớp trung lưu đang tăng lên và có đòi hỏi nhiều hơn về chất lượng và hàm lượng công nghệ trong các dịch vụ chăm sóc sức khỏe.

Những thay đổi về nhân khẩu học và dịch tễ học như vậy sẽ đòi hỏi phải mở rộng và tăng cường mạng lưới chăm sóc sức khỏe. Ở tuyến chăm sóc sức khỏe ban đầu, năng lực của 11.000 trạm y tế xã của Việt Nam và phòng khám đa khoa khu vực cũng như gần 35.000 phòng khám tư nhân là rất quan trọng để ngăn ngừa, phát hiện và kiểm soát các bệnh không lây nhiễm. Tuy nhiên, cơ sở hạ tầng, thiết bị và năng lực cơ bản còn hạn chế ở nhiều xã. Năm 2016, chỉ có 69,76 phần trăm số xã ở khu vực nông thôn đạt chuẩn quốc gia về y tế xã ban hành năm 2014 (Ban Chỉ đạo Tổng điều tra nông thôn, nông nghiệp và thuỷ sản Trung ương 2016). Hơn nữa, các tiêu chuẩn mang tính cấu trúc này không đảm bảo rằng hệ thống trạm y tế xã có đủ năng lực xử lý các bệnh cụ thể theo hướng dẫn về chẩn đoán và điều trị cho các căn bệnh đó cũng như khả năng phối hợp với các cơ sở y tế tuyến trên. Các cơ sở chăm sóc sức khỏe tuyến hai hoặc tuyến ba được hỗ trợ từ 1.451 bệnh viện công cùng 240 bệnh viện tư nhân. Nhìn chung, hệ thống chăm sóc sức khỏe vẫn tập trung vào bệnh viện, đồng thời, tỷ lệ nhập viện và thời gian nằm viện trung bình vẫn cao hơn so mức trung bình của khu vực (OECD và WHO 2016), dẫn đến tình trạng quá tải trong khi bệnh nhân cho rằng hạ tầng bệnh viện chưa được đầu tư thích đáng.

Chất lượng chăm sóc và mức độ hài lòng người bệnh đã được cải thiện trong những năm gần đây; tuy nhiên, vẫn còn nhiều quan ngại về cơ sở vật chất và chi phí chăm sóc sức khỏe. Kể từ khi Bộ Y tế (BYT) công bố bộ tiêu chí đánh giá chất lượng bệnh viện đầu tiên vào năm 2013, nhiều bệnh viện đã có nhiều bước tiến trong các chỉ tiêu chất lượng. Chỉ số hài lòng người bệnh (PSI) trung bình[5] tại Việt Nam đạt 4,04 trên 5 vào năm 2018, cao hơn một chút so với 3,98 điểm năm 2017. Điều này cũng có nghĩa, chất lượng chăm sóc tại các bệnh viện công đã đáp ứng 80,8% mong đợi của bệnh nhân nội trú. Tuy nhiên, qua các phương tiện truyền thông, người dân, trong đó chủ yếu là những người có mức thu nhập cao hơn, cũng thể hiện quan ngại về điều kiện cơ sở hạ tầng tại các bệnh viện, đặc biệt là ở cấp tỉnh và huyện.

Trong khi người dân có nhu cầu đa dạng các dịch vụ chăm sóc sức khỏe có chất lượng cao hơn, dư địa tài chính - phạm vi có thể tăng chi tiêu công cho y tế - để đáp ứng nhu cầu được dự báo sẽ chỉ ở mức khiêm tốn (Teo et al. 2019). Một mặt, tăng trưởng kinh tế nhanh sẽ có tác động đến tất cả các lĩnh vực; khi đó, kể cả khi tỷ lệ chi tiêu của chính phủ cho lĩnh vực y tế trong GDP được giữ ở mức 2,8 phần trăm, tổng chi tiêu của chính phủ cho y tế sẽ tăng lên 196 nghìn tỷ đồng theo giá trị thực đến năm 2023 (so với mức 126 nghìn tỷ đồng năm 2016). Mặt khác, do Việt Nam đã phân bổ 9,3 phần trăm ngân sách chính phủ cho ngành y tế - tỷ lệ được giữ ổn định trong vòng 10 - 15 năm qua, việc tiếp tục ưu tiên sử dụng ngân sách nhà nước để đầu tư vào y tế khó có thể xảy ra, mặc dù (theo tuyên bố của chính phủ) dự kiến ngân sách cho y tế sẽ tăng nhanh hơn tỷ lệ chi tiêu của chính phủ nói chung. Ngoài ra, so với các nước có trình độ phát triển kinh tế tương đương, mức chi tiêu của chính phủ cho lĩnh vực y tế ở Việt Nam đang ở mức cao. Dựa trên các yếu tố này và khi chính phủ chưa đưa ra các chính sách nhằm tối ưu hóa sử dụng chi tiêu công, khả năng tạo các nguồn tài chính bổ sung cho chăm sóc sức khỏe sẽ tương đối hạn chế.

Vì vậy, giống như các lĩnh vực khác ở Việt Nam, ngành y tế phải đối mặt với bài toán cân đối giữa nhu cầu đầu tư và dư địa tài chính có sẵn để đáp ứng những nhu cầu này. Có một vài ước tính về mức độ thiếu hụt tài chính mặc dù việc đánh giá không dễ dàng. Năm 2010, theo ước tính, mạng lưới y tế công sẽ cần đầu tư 68.000 tỷ đồng để phát triển cơ sở hạ tầng cho giai đoạn 2010-2015[6]; theo ước tính năm 2016, mức đầu tư yêu cầu sẽ vào khoảng 176.000 tỷ đồng cho giai đoạn 2016-2020[7]. Trong 9 năm qua, chính phủ đã bố trí 76.000 tỷ đồng từ ngân sách trong nước và 400 triệu USD (tương đương 80.000 tỷ đồng) từ nguồn vốn hỗ trợ phát triển chính thức (Việt Nam, Bộ Y tế 2019), đáp ứng khoảng 64 phần trăm nhu cầu vốn trong giai đoạn đó. Chính phủ Việt Nam xem nguồn lực tư nhân là rất quan trọng để bù đắp sự thiếu hụt vốn, và các kế hoạch của chính phủ về phát triển cơ sở hạ tầng đã xác định rõ BYT và các bệnh viện có trách nhiệm huy động vốn từ khu vực tư nhân.

NHỮNG CHÍNH SÁCH GẦN ĐÂY ĐÃ TẠO RA MÔI TRƯỜNG THUẬN LỢI ĐỂ HUY ĐỘNG CÁC NGUỒN LỰC TƯ NHÂN CHO Y TẾ

Năm trong chương trình cải cách kinh tế vĩ mô tổng thể vào đầu những năm 1990, Việt Nam thực hiện các sáng kiến để khuyến khích, huy động "mọi nguồn lực xã hội" cho các dịch vụ công quan trọng. Về lý thuyết, chủ trương "xã hội hóa" nhằm chia sẻ chi phí và trách nhiệm giữa Nhà nước và xã hội cho việc cung cấp và chi trả dịch vụ. Trên thực tế, chính phủ giảm dần trợ cấp, cho phép các tổ chức công lập thu phí dịch vụ người sử dụng, đồng thời huy động các nguồn lực từ khu vực tư nhân và các tổ chức xã hội. Trong những thập kỷ sau đó, chính sách xã hội hóa ngày càng đóng quan trọng lớn hơn trong các lĩnh vực xã hội, đồng thời bù đắp thiếu hụt tài chính và mở rộng cung ứng dịch vụ cho người dân. Trong lĩnh vực y tế, chính sách xã hội hóa được xây dựng dựa trên các sáng kiến trước đây của chính phủ để huy động tài chính tư nhân cho lĩnh vực y tế, như thực hiện thu phí dịch vụ tại các cơ sở y tế công lập (1989), hợp pháp hóa các nhà cung cấp dịch vụ y tế tư nhân (1989) và giới thiệu chương trình bảo hiểm y tế xã hội (1992). Về phía cung, khung chính sách xã hội hóa bao gồm hai biện pháp chính nhằm tăng cường vai trò của khu vực tư nhân trong cung ứng dịch vụ y tế: (1) phát triển các nhà cung cấp dịch vụ y tế tư nhân và (2) nâng cao mức độ tự chủ về tài chính của các tổ chức sự nghiệp y tế công lập[8].

Việc mở rộng các nhà cung cấp dịch vụ tư nhân đã mang lại nhiều kết quả tích cực. Giải pháp này đã thay đổi hệ thống chăm sóc sức khỏe tại Việt Nam thành một hệ thống hòa trộn công- tư. Kể từ khi hành nghề y, dược tư nhân được luật pháp cho phép lần đầu tiên vào năm 1993[9], số lượng các nhà cung cấp dịch vụ tư nhân đã tăng nhanh, với trung bình 1.300 phòng khám tư nhân và 9,6 bệnh viện tư nhân được mở mới mỗi năm. Năm 2018, có khoảng 35.000 phòng khám tư nhân trên cả nước, gần gấp 3 số lượng trạm y tế xã và phòng khám đa khoa khu vực trong khu vực công lập. Số lượng bệnh viện tư nhân tăng lên 240 vào cuối năm 2018 (so với 1 bệnh viện tư năm 1996, 43 bệnh viện tư vào năm 2005 và 182 bệnh viện tư vào năm 2015 [Việt Nam, Bộ y tế 2017]), chiếm 14 phần trăm tổng số lượng bệnh viện và 6 phần trăm số giường bệnh trên toàn quốc. Hiện tại, 50 trên 63 tỉnh thành đều có ít nhất một bệnh viện tư nhân, với tỷ lệ trung bình 1,7 giường bệnh tư trên 10.000 dân. Trong khi 5 thành phố trực thuộc trung ương (Hồ Chí Minh, Hà Nội, Đà Nẵng, Hải Phòng, Cần Thơ) chiếm 45 phần trăm số bệnh viện tư nhân, các tỉnh có số giường bệnh tư cao nhất trên 10.000 dân là Bình Dương, Vĩnh Long, Thanh Hoa và Nghệ An (bản đồ 1.1). Nhìn chung, các cơ sở y tế tư nhân cung cấp 32,2 phần trăm dịch vụ ngoại trú và 6,3 phần trăm dịch vụ nội trú cho người dân[10]. Một số bằng chứng cũng cho thấy, hệ thống chăm sóc sức khỏe tư nhân đáp ứng nhu cầu của tầng lớp trung lưu mới: qua phỏng vấn khi xuất viện tại các cơ sở y tế ở Thành phố Hồ Chí Minh, bệnh nhân cho biết các bệnh viện tư có thời gian chờ đợi ngắn hơn, cơ sở vật chất thoải mái hơn, đội ngũ bác sĩ, nhân viên hành xử thân thiện hơn và cung cấp dịch vụ tư vấn tốt hơn so với các bệnh viện công (Sở Y tế thành phố Hồ Chí Minh 2019).

Các phương thức tài chính khác nhau đã được sử dụng để huy động vốn tư nhân cho đầu tư mới vào cơ sở hạ tầng và thiết bị. Một phương thức là cho phép các cơ sở y tế công lập vay nợ để có kinh phí trang bị tài sản. Trong trường hợp này, cơ sở y tế chịu toàn bộ trách nhiệm và rủi ro đối với tài sản sau khi hoàn thành việc xây dựng, lắp đặt. Vào năm 2016, các bệnh viện tuyến trung ương thuộc BYT đã phát sinh tổng số nợ 1.945 tỷ đồng (Việt Nam, Bộ Y tế và Nhóm đối tác y tế 2018) và các cơ sở y tế công lập thuộc SYT thành phố Hồ Chí Minh đã vay nợ tổng cộng 3.929 tỷ đồng từ các ngân hàng thương mại.

Một mô hình khác là liên doanh cung cấp thiết bị y tế, trong đó các nhà đầu tư tư nhân (có thể bao gồm các nhân viên của bệnh viện)[11] tiến hành mua và lắp đặt mới thiết bị y tế tại các bệnh viện công lập. Họ được phép thu phí cao hơn khi sử dụng các thiết bị riêng này so với thiết bị được cung cấp bằng nguồn kinh phí nhà nước, và quỹ BHYT sẽ chi trả cho các dịch vụ này theo quy định áp dụng cho các dịch vụ công. Thiết bị chẩn đoán hình ảnh chiếm tỷ trọng lớn nhất, tiếp theo là thiết bị thiết bị phục vụ khám chữa bệnh và thiết bị xét nghiệm (hình 1.2). Năm 2016, mức đầu tư của nhân viên bệnh viện chiếm 15 phần trăm tổng vốn đầu tư của khu vực tư nhân vào hình thức liên doanh. Phương thức đầu tư nhân này trở nên phổ biến: năm 2017, đã có hơn 810 đề án liên doanh tại 19 bệnh viện trung ương và 22 bệnh viên tỉnh, thành phố, trong đó các bệnh viện tuyến trung ương thuộc BYT đã huy động được tổng số 2.043 tỷ đồng[12] trong khi các cơ sở y tế công lập ở thành phố Hồ Chí Minh và Hà Nội đã huy động được tương ứng 1.100 tỷ đồng[13] và 262 tỷ đồng[14].

Trong những năm gần đây, khu vực tư nhân cũng đã liên doanh để xây dựng và vận hành các cơ sở tư nhân trong các cơ quan y tế công lập (hình 1.3). Việc kết hợp dịch vụ công và tư ở cùng địa điểm thường được thực hiện thông qua hợp đồng hợp tác kinh doanh mà không thành lập doanh nghiệp dự án. Ví dụ như các trung tâm khám, chữa bệnh chất lượng cao trong bệnh viện công lập hoặc trung tâm tiêm chủng tại các trung tâm kiểm soát bệnh tật công lập. Trong những năm gần đây, đã có một số bệnh viện cùng địa điểm, cùng thương hiệu quy mô lớn, kết hợp các dịch vụ công - tư theo mô hình hợp đồng hợp tác kinh doanh có thành lập công ty cổ phần dự án, trong đó đối tác tư nhân góp vốn đầu tư và nắm giữ cổ phần lớn hơn trong khi bệnh viện công lập đóng góp thương hiệu, đội ngũ bác sĩ, nhân viên lành nghề và nắm giữ ít cổ phần hơn. Các bệnh viện cổ phần, cùng thương hiệu bao gồm bệnh viện đa khoa tỉnh Đồng Nai (khối B 700 giường), bệnh viện đa khoa tỉnh Bình Định (phần mở rộng với 600 giường), huy động tổng vốn đầu tư 2.600 tỷ đồng từ khu vực tư nhân.

Mặc dù lĩnh vực y tế tư nhân tại Việt Nam đã tăng trưởng ấn tượng và người dân là đối tượng hưởng lợi từ quá trình này, chính sách xã hội hóa và tự chủ cũng để lại những hậu quả không mong muốn. Các hoạt động xã hội hóa thường tập trung vào các khu vực địa lý có khả năng mang lại nhiều doanh thu, dẫn đến tăng chi trả tiền túi của các cá nhân có khả năng chi trả (Việt Nam, Bộ Y tế và WHO 2016). Đồng thời, chủ trương này chưa mở rộng khả năng tiếp cận các dịch vụ y tế cho người dân sinh sống

BẢN ĐỒ 1.1

Số giường bệnh tư nhân trên 10.000 dân trên đất liền Việt Nam, theo tỉnh, năm 2019

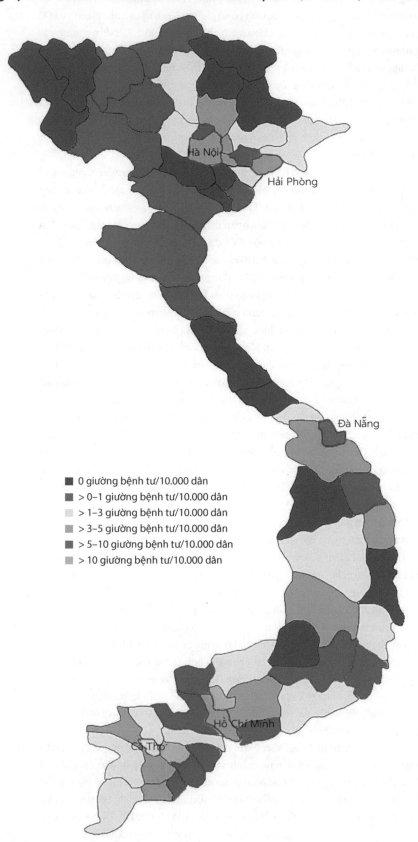

Nguồn: Bản đồ gốc cho nghiên cứu này.

HÌNH 1.2
Các đề án liên doanh theo thiết bị

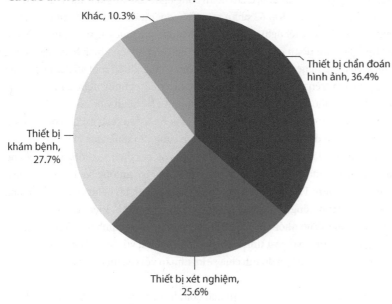

Nguồn: Việt Nam, Bộ Y tế và Nhóm đối tác y tế 2018.

HÌNH 1.3
Các đề án liên doanh theo nguồn vốn

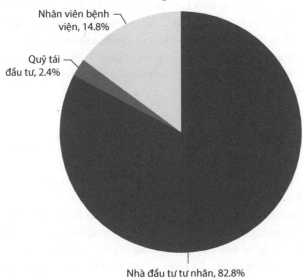

Nguồn: Việt Nam, Bộ Y tế và Nhóm đối tác y tế 2018.

ở các khu vực có điều kiện khó khăn hơn, những người không có khả năng chi trả cho các dịch vụ y tế tư nhân. Các bệnh viện trung ương và bệnh viện ở các thành phố lớn, cũng như đối tượng bệnh nhân mà họ phục vụ, được hưởng lợi nhiều hơn so với những bệnh nhân ở các tỉnh nghèo và khu vực nông thôn (Việt Nam, Bộ Y tế và đối tác 2012). Các dự án xã hội hóa cũng thường tập trung vào các dự án quy mô nhỏ hơn, với thời gian hoàn vốn ngắn hơn, thay vì các dự án quy mô lớn, đòi hỏi mức độ cam kết cao hơn từ chính phủ (Báo đấu thầu 2017).

Xu hướng gây tranh cãi nhất liên quan đến tự chủ và huy động tài chính tư nhân là việc tăng cường lắp đặt các thiết bị chẩn đoán công nghệ cao và mở rộng nhanh chóng "các dịch vụ theo yêu cầu". Hơn 62 phần trăm liên doanh đã đầu tư vào thiết bị chẩn đoán hình ảnh và thiết bị xét nghiệm, dẫn đến chỉ định quá mức các xét nghiệm và lạm dụng các thiết bị chẩn đoán công nghệ cao. Các cơ chế khuyến khích bệnh viện cung cấp các dịch vụ công nghệ cao, chi phí sử dụng lớn có thể khiến một số dịch vụ chăm sóc không phù hợp trên góc độ y khoa (quá mức cần thiết) nhưng được cung cấp theo yêu cầu bệnh nhân như là bằng chứng của chất lượng. Các bệnh viện công thậm chí đã cung cấp "các dịch vụ theo yêu cầu" tại các tòa nhà hoặc khu vực riêng trong khuôn viên bệnh viện để tối đa hóa doanh thu bằng cách cung cấp nhiều lựa chọn về dịch vụ y tế và dịch vụ điều trị nội trú với chi phí cao hơn so với "các dịch vụ thông thường" cho "bệnh nhân thông thường". Trong giai đoạn 2012 - 2017, số giường bệnh cho "các dịch vụ theo yêu cầu" chiếm 11,1 phần trăm tổng số giường bệnh tại bệnh viện tuyến trung ương và 4,8 phần trăm tổng số giường tại bệnh viện tuyến tỉnh[15]. Việc cung cấp dịch vụ đắt tiền tạo lợi nhuận cho nhóm người bệnh có thu nhập trung bình hoặc cao cũng dấy lên quan ngại về sự công bằng và tính hiệu quả của các dịch vụ công cũng như nghi vấn về sự phù hợp của mô hình liên doanh chia sẻ lợi nhuận với các mục tiêu của chính sách xã hội hóa.

Việc quản lý chưa hiệu quả các đề án liên doanh cũng tạo ra một thách thức khác. Các nhà đầu tư tư nhân không cần phải nộp hồ sơ dự thầu cho các dự án đầu tư liên doanh đề xuất, dấy lên những quan ngại về tính minh bạch trong quá trình lựa chọn đối tác tư nhân, tính cạnh tranh trong đấu thầu tài sản và tính hiệu quả khi thẩm định kế hoạch tài chính. Khi đi vào hoạt động, liên doanh không phải tiến hành giám sát hiệu quả hoạt động hoặc thực hiện các quy trình kế toán chuẩn mực. Do nhân viên bệnh viện đóng góp một phần vốn đầu tư thiết bị và được hưởng lợi từ việc thu phí sử dụng các thiết bị đó, có cơ sở để cho rằng điều này sẽ lạm kích nhu cầu và lạm dụng dịch vụ. Truyền thông đại chúng đã nhiều lần phàn nàn về các thực hành quản lý dịch vụ xã hội hóa không phù hợp. BYT và các cơ quan quản lý khác đã phải điều chỉnh chính sách về liên doanh đầu tư thiết bị và các dịch vụ "theo yêu cầu" trong hệ thống y tế công lập trong suốt 10 năm vừa qua[16].

SỰ CẦN THIẾT CỦA MỘT NGHIÊN CỨU VỀ PPP Y TẾ Ở VIỆT NAM

Theo kinh nghiệm ở các quốc gia phát triển đã thực hiện đầu tư PPP, nếu được thiết kế và triển khai hiệu quả, các dự án PPP có thể giải quyết các vấn đề đã nêu ở trên. Vốn chỉ giới hạn trong đầu tư cơ sở hạ tầng truyền thống như giao thông, nước hoặc năng lượng, các phương thức PPP ngày càng được áp dụng rộng hơn trong các lĩnh vực cơ sở hạ tầng xã hội, đặc biệt là cung cấp các cơ sở hạ tầng và dịch vụ y tế. Các yếu tố điều khiển giá trị cho phép các phương thức PPP phát huy giá trị đồng tiền, ngoài việc huy động thêm nguồn lực tài chính và đảm bảo mức độ tập trung tối đa vào các nhiệm vụ được xác định trong hợp đồng, bao gồm định giá chi phí "trọn đời", chia sẻ rủi ro tối ưu giữa các công ty công lập và tư nhân, cam kết trả trước của doanh nghiệp tư nhân để bảo dưỡng tài sản trong thời gian bảo hành của hợp đồng; đổi mới sáng tạo bằng cách xác định cụ thể đầu ra thay vì đầu vào được quy định trong hợp đồng, sử dụng tối ưu tài sản. và trách nhiệm giải trình lớn hơn bằng cách liên kết kinh phí thanh toán với hiệu quả công việc[17]. Ngoài những lợi ích về mặt hiệu quả và chất lượng ngành y tế đạt được nhờ PPP, khi được nhà nước bổ sung nguồn vốn phù hợp nhằm bảo đảm người nghèo và nhóm đối tượng dễ bị tổn thương có thể tiếp cận được với các dịch vụ y tế, PPP còn có thể được tận dụng làm công cụ để đẩy mạnh công tác vận động bình đẳng.

Như vậy, điều này rất phù hợp trong bối cảnh Việt Nam đang nỗ lực cải thiện khả năng tiếp cận các dịch vụ y tế chất lượng cho người dân.

Chính phủ Việt Nam bắt đầu xem xét khả năng sử dụng PPP là giải pháp cho các vấn đề về cơ sở hạ tầng trong y tế; tuy nhiên, Chính phủ vẫn gặp khó khăn trong thiết kế và triển khai. Các cơ sở y tế đã được xác định là một trong các lĩnh vực thí điểm đầu tư theo hình thức đối tác công – tư tại Quyết định số 71/2010/QĐ-TOT của Thủ tướng Chính phủ và các Nghị định số 15/2015/NĐ-CP và 63/2018/NĐ-CP về đầu tư theo hình thức đối tác công tư. Năm 2016, BYT đã bắt đầu soạn thảo Thông tư về đầu tư theo hình thức đối tác công tư trong lĩnh vực y tế nhưng chưa hoàn thành. Một số CQNN đã kêu gọi đầu tư tư nhân vào xây dựng bệnh viện công. Dù vậy, danh mục các dự án đầu tư PPP trong lĩnh vực y tế vẫn còn rất hạn chế.

PPP hiện là một yếu tố quan trọng theo đánh giá của Nhóm Ngân hàng Thế giới để khắc phục các vấn đề trong lĩnh vực y tế tại các nước có thu nhập trung bình thấp, như được được trình bày trong Chiến lược của Nhóm Ngân hàng Thế giới 2013, Chiến lược Phát triển Y tế của Nhóm Ngân hàng Thế giới 2008, Cách tiếp cận phối hợp năm 2015 của Nhóm Ngân hàng Thế giới để khai thác đầu tư tư nhân trong y tế (Ngân hàng Thế giới 2016).

Một số đánh giá về PPP đã được tiến hành trong thời gian gần đây tại Việt Nam. Những đánh giá này thường tập trung vào ba lĩnh vực phân tích rộng: các yếu tố kinh tế vĩ mô, môi trường thuận lợi cho hình thức PPP trong nước và các dự án PPP trong các lĩnh vực cơ sở hạ tầng truyền thống. Tuy nhiên, việc áp dụng PPP trong lĩnh vực y tế chưa được nghiên cứu và phân tích đầy đủ. Nhu cầu nghiên cứu chuyên sâu về PPP trong lĩnh vực y tế trở nên cấp thiết hơn khi Quốc hội và Chính phủ thúc đẩy thông qua Luật đầu tư theo phương thức PPP vào năm 2020.

Do khung quy định hiện hành về PPP và hệ thống y tế có nhiều điểm chưa đồng nhất, nghiên cứu này sẽ tập trung chủ yếu vào điều kiện môi trường cho PPP trong lĩnh vực y tế cũng như các vấn đề liên quan đến thiết kế và triển khai các dự án PPP trong lĩnh vực y tế tại Việt Nam. Nghiên cứu cũng sẽ khai thác các kinh nghiệm quốc tế trong việc sử dụng PPP để cải thiện cung ứng dịch vụ y tế và kết quả của ngành y tế cho người dân. Hy vọng rằng bằng chứng từ nghiên cứu này sẽ giúp các cơ quan quản lý liên quan nâng cao năng lực chuẩn bị và thực hiện các dự án PPP trong lĩnh vực y tế, hỗ trợ BYT hoàn thiện quy định về PPP trong y tế và hỗ trợ Chính phủ, Quốc hội hoàn thiện Luật Đầu tư theo hình thức PPP.

Cần lưu ý rằng báo cáo này không nhằm mục đích ủng hộ PPP như là cách tiếp cận duy nhất hoặc tối ưu để thu hút khu vực tư nhân trong việc cải thiện dịch vụ chăm sóc sức khỏe tại Việt Nam. Thay vào đó, báo cáo mong muốn giới thiệu những thông lệ tốt nhất và bài học kinh nghiệm trên toàn thế giới cho việc xây dựng và triển khai PPP tại Việt Nam, trên cơ sở mong muốn của chính phủ trong việc thu hút sự tham gia của khu vực tư nhân vào tài chính y tế và cung ứng dịch vụ chăm sóc sức khỏe.

MỤC TIÊU, PHẠM VI VÀ PHƯƠNG PHÁP NGHIÊN CỨU

Mục tiêu nghiên cứu

Nghiên cứu về PPP y tế tại Việt Nam nhằm những mục tiêu sau:

- Giới thiệu kinh nghiệm và bài học quốc tế về đầu tư PPP y tế
- Đánh giá quá trình và thành quả trong việc triển khai PPP y tế ở Việt Nam
- Xác định các rào cản trong triển khai PPP Y tế ở Việt Nam
- Đề xuất các lựa chọn khả thi, thực tế để chính phủ có thể cân nhắc giải quyết các rào cản đã được xác định và thiết kế, thực hiện thành công PPP y tế

Định nghĩa PPP

Lưu ý rằng không có một định nghĩa duy nhất về PPP được quốc tế chấp nhận, nghiên cứu sử dụng định nghĩa tham khảo của Ngân hàng Thế giới (xem chi tiết trong Chương 2). Theo định nghĩa này, PPP là "một hợp đồng dài hạn giữa một bên tư nhân và một cơ quan chính phủ để cung cấp một tài sản hoặc dịch vụ công cộng, trong đó bên tư nhân chịu rủi ro và trách nhiệm quản lý đáng kể, thù lao sẽ được thanh toán dựa trên kết quả thực hiện" (Ngân hàng Thế giới 2017, 5).

Khung nghiên cứu

Nghiên cứu này được thực hiện theo một khung khái niệm (hình 1.4), bao gồm các cấp độ chính sách/thể chế, vận hành, tài chính và xem xét các vấn đề từ quan điểm của các bên liên quan khác nhau (nhà hoạch định chính sách, cộng đồng chuyên gia, đơn vị công lập, đối tác tư nhân, tổ chức tài chính, nhân viên y tế và người bệnh).

Phạm vi nghiên cứu

Bám sát các mục tiêu, nghiên cứu bao gồm 4 phần chính sau:

- *Đặc tính của PPP y tế, dựa trên các ví dụ quốc tế.* Phần này của nghiên cứu làm rõ những đặc tính chủ yếu của PPP so với các hình thức hợp tác công tư khác trong ngành y tế; giới thiệu những loại hình PPP y tế phổ biến trên thế giới bao gồm các ứng dụng, ưu nhược điểm; và, tổng hợp những yếu tố thành công và bài học rút ra cho quản trị PPP y tế.
- *Quá trình và thành tích trong triển khai PPP y tế ở Việt Nam.* Phần này trình bày kết quả rà soát khung pháp lý về PPP y tế đã được xây dựng ở cấp trung ương, đồng thời xem xét hiện trạng triển khai PPP y tế ở cơ sở. Các nghiên cứu trường hợp chi tiết theo từng loại hình PPP y tế ở Việt Nam được trình bày và kết quả thực hiện được đánh giá.

HÌNH 1.4
Khung đánh giá PPP y tế ở Việt Nam

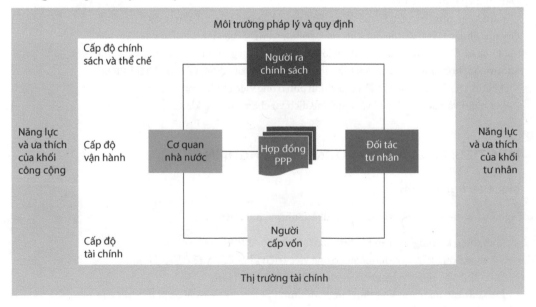

Ghi chú: PPP = Đối tác công – tư

- *Các rào cản trong triển khai PPP y tế ở Việt Nam.* Phần này xác định các rào cản ở nhiều cấp độ khác nhau, bao gồm cấp chính sách/thể chế, cấp vận hành và hỗ trợ tài chính. Các vấn đề quan trọng được phân tích và thảo luận từ quan điểm của các bên liên quan trong quá trình chuẩn bị và thực hiện các dự án PPP y tế, bao gồm các nhà hoạch định chính sách, tổ chức công cộng, nhà đầu tư tư nhân, công ty tài chính, chuyên gia y tế và người bệnh.

- *Các lựa chọn khả thi để giải quyết các rào cản đã được xác định và thực hiện PPP y tế tốt hơn.* Phần này của nghiên cứu đề xuất các hành động đối với BYT và các cơ quan chính phủ có liên quan để khắc phục các rào cản và tăng cường đầu tư PPP trong y tế tại Việt Nam dựa trên các kết quả của nghiên cứu hiện tại.

Các phương pháp thu thập số liệu

Nghiên cứu thu thập các thông tin định tính và định lượng từ các nguồn sơ cấp (khảo sát tự đánh giá, phỏng vấn bán cấu trúc và hội thảo tham vấn) cũng như các nguồn thứ cấp (rà soát tài liệu). Ngoài ra, thông tin còn được tổng hợp từ các website của các Bộ, đơn vị PPP ở các nước. Các phương pháp thu thập dữ liệu với các phần khác nhau của nghiên cứu được tóm tắt trong Bảng 1.1.

- Đánh giá tài liệu đòi hỏi nhà nghiên cứu rà soát các tài liệu quốc tế được xuất bản (nghiên cứu, báo cáo, hướng dẫn, v.v) cũng như các tài liệu chính thức và không chính thức tại Việt Nam.

- Tổng cộng 53 cuộc phỏng vấn bán cấu trúc đã được thực hiện trong cả lĩnh vực công lập, tư nhân và tài chính. Phỏng vấn thông tin được thực hiện với 6 nhà hoạch định chính sách phụ trách PPP ở cấp trung ương (BYT, Bộ Kế hoạch đầu tư [BKH&ĐT], Bộ Tài chính [BTC]); 23 nhà hoạch định và thực hiện chính sách ở cấp tỉnh (Sở Y tế [SYT], Sở Kế hoạch đầu tư [SKH&ĐT], v.v.); 11 giám đốc/phó giám đốc các cơ sở y tế (bệnh viện, trung tâm y tế huyện và trường y tế); 5 giám đốc của hệ thống chăm sóc sức khỏe tư nhân; 2 quản lý từ các tổ chức phi chính phủ quốc tế và 6 đại diện từ các tổ chức tài chính trong nước/quốc tế.

- Ngoài ra, cuộc khảo sát về năng lực quản lý PPP đã được thực hiện với các cán bộ cấp trung và cấp cao cũng như các quản lý các cơ sở y tế đã từng tham gia các khóa đào tạo và hội thảo do BYT và Ngân hàng Thế giới tổ chức. Tổng cộng có 386 cán bộ/quản lý trong lĩnh vực y tế công trên toàn quốc đã tham gia khảo sát bằng cách điền thông tin vào bảng câu hỏi tự điền, bao gồm (1) tự đánh giá các năng lực liên quan đến PPP[18], (2) đánh giá về các nguồn lực sẵn có cho quản lý dự án PPP và (3) các vấn đề trong việc triển khai PPP và các khuyến nghị tăng cường đầu tư PPP trong y tế. Một cuộc khảo sát khác với cách tiếp cận tương tự (lấy mẫu ngẫu nhiên và bảng câu hỏi tự điền) đã được thực hiện để tìm hiểu quan điểm của doanh nghiệp

BẢNG 1.1 Các phương pháp thu thập số liệu áp dụng cho các phần của nghiên cứu

CÁC PHẦN NGHIÊN CỨU	PHƯƠNG PHÁP			
	RÀ SOÁT TÀI LIỆU	KHẢO SÁT TỰ ĐÁNH GIÁ	PHỎNG VẤN BÁN CẤU TRÚC	HỘI THẢO THAM VẤN
Đặc tính của PPP y tế	+			
Quá trình và thành tích	+		+	+
Các rào cản	+	+	+	+
Lựa chọn giải pháp xóa bỏ rào cản	+	+	+	+

Nguồn: Bảng gốc cho nghiên cứu này.
Ghi chú: PPP = Đối tác công – tư.

tư nhân khi tham gia mô hình hợp tác công-tư. Tổng cộng có 40 đại diện từ các bệnh viện tư nhân, phòng khám, công ty thiết bị và dược phẩm đã hoàn thành các mẫu khảo sát.

- Bốn hội thảo tham vấn được tổ chức để thu thập ý kiến đóng góp của các bên liên quan trong suốt các giai đoạn nghiên cứu. Hội thảo đầu tiên với Ủy ban nhân dân (UBND) thành phố Hồ Chí Minh, sau đó là cuộc thảo luận với SYT vào tháng 3 năm 2019, đã giới thiệu kinh nghiệm quốc tế và đánh giá chương trình PPP y tế tại trung tâm kinh tế năng động nhất cả nước. Hội thảo thứ hai và thứ ba tại thành phố Hà Nội và Hồ Chí Minh vào tháng 5 năm 2019 tạo cơ hội để các CQNN và tư nhân trình bày các dự án PPP và thảo luận về các vấn đề pháp lý, hoạt động. Hội thảo thứ tư vào tháng 7 năm 2019 chia sẻ với các bên liên quan những kết quả chính của nghiên cứu và thu thập ý kiến phản hồi của họ về các phát hiện cũng như các lựa chọn/giải pháp thực hiện tiếp theo. Các hội thảo tham vấn này có sự tham gia của hơn 400 đại diện, bao gồm đại diện của BYT, BKH&ĐT và BTC, cán bộ từ các SYT, tổ chức phi chính phủ, tổ chức phi lợi nhuận tư nhân và đại diện của ngành tài chính.

GHI CHÚ

1. Chiến lược nợ công và nợ nước ngoài của quốc gia giai đoạn 2016-2020, tầm nhìn đến năm 2030, theo quyết định số 958/QĐ-TTg của Thủ tướng Chính phủ ngày 27/7/2012.
2. Chính phủ. Báo cáo số 25/BC-CP ngày 30/01/2019 về thực trạng triển khai các dự án PPP.
3. Ngân hàng Nhà nước. Công văn số 6395/NHNN-TD yêu cầu các tổ chức tín dụng tăng cường kiểm soát rủi ro trong hoạt động cấp tín dụng đối với các dự án BOT, BT giao thông.
4. Institute for Health Metrics and Evaluation (IHME). Global Burden of Disease Results Tool. Data downloaded November 20, 2018.
5. Chỉ số hài lòng người bệnh (PSI) là kết quả hợp tác nghiên cứu giữa Bộ Y tế, mạng lưới Sáng kiến Việt Nam, Đại học Indiana, Hoa Kỳ, trong khuôn khổ Dự án "Công bằng trong y tế thông qua Chỉ số hài lòng người bệnh" do Oxfam Việt Nam tài trợ. PSI bao gồm 6 yếu tố ảnh hưởng đến chất lượng điều trị y tế và sự hài lòng người bệnh: khả năng tiếp cận dịch vụ khám, chữa bệnh; minh bạch thông tin khám bệnh và điều trị; thái độ và trình độ chuyên môn, tay nghề của bác sỹ, điều dưỡng; cấp phát thuốc và hướng dẫn sử dụng thuốc; chi phí khám, điều trị; và cơ sở vật chất bệnh viện. Các cuộc khảo sát được thực hiện qua phỏng vấn điện thoại với 3.000 bệnh nhân và người nhà của họ tại 29 bệnh viện năm 2017; với 7.500 bệnh nhân và người nhà của họ tại 60 bệnh viện năm 2018.
6. Hội Khoa học Kinh tế Y tế Việt Nam 2010 (http://vhea.org.vn/print-html.aspx?NewsID=201).
7. Kế hoạch Bảo vệ, chăm sóc và nâng cao sức khỏe nhân dân giai đoạn 2016-2020 (Quyết định số 139/KH-BYT ngày 1 tháng 3 năm 2016).
8. Nghị quyết số 5/2005/NQ-CP của Chính phủ ngày 18/4/2005 về đẩy mạnh xã hội hóa các hoạt động giáo dục, y tế, văn hóa và thể dục thể thao.
9. Pháp lệnh số 26/L/CTN của Chủ tịch nước ngày 30/9/1993 về hành nghề y, dược tư nhân.
10. Khảo sát Mức sống dân cư Việt Nam năm 2017.
11. Nghị định số 69/2008/NĐ-CP của Chính phủ về chính sách khuyến khích xã hội hóa đối với các hoạt động trong lĩnh vực giáo dục, dạy nghề, y tế, văn hóa, thể thao, môi trường.
12. Lĩnh vực y tế thu hút vốn đầu tư xã hội hóa http://thoibaotaichinhvietnam.vn/pages/nhip-song -tai-chinh/2018-08-22/linh-vuc-y-te-hut-von-dau-tu-xa-hoi-hoa-61163.aspx.
13. Đẩy mạnh tự chủ và xã hội hóa trong ngành y tế http://dangcongsan.vn/khoa-giao/day-manh -tu-chu-va-xa-hoi-hoa-trong-nganh-y-te-427653.html.
14. Xã hội hóa đầu tư trang thiết bị y tế https://Hanoimoi.com.vn/tin-tuc/Xa-hoi/867434/xa -hoi-hoa-dau-tu-trang-thiet-bi-y-te.
15. Lĩnh vực y tế thu hút vốn đầu tư xã hội hóa http://thoibaotaichinhvietnam.vn/pages/nhip-song -tai-chinh/2018-08-22/linh-vuc-y-te-hut-von-dau-tu-xa-hoi-hoa-61163.aspx.
16. Bộ Y tế. Các công văn số 295/BYT-KH-TC ngày 26/5/2010; số 5106/BYT-KH-TC ngày 16/8/2013; số 05/CT-BYT ngày 22/5/2014; và số 464/BYT-KH-TC ngày 3/8/2017 về việc khắc phục các vấn đề liên quan đến liên doanh đầu tư thiết bị và dịch vụ theo yêu cầu tại các cơ sở y tế công lập.

17. Quan hệ đối tác công-tư, Victoria, Australia trang web (https://www.dtf.vic.gov.au/infrastructure -investment/public private-partnerships).
18. Xem Hộp 2.6 - Năng lực của cán bộ nhà nước trong các nhóm dự án PPP theo đề xuất của Uỷ ban Kinh tế - Xã hội châu Á và Thái Bình Dương của Liên Hiệp Quốc trong Quan hệ đối tác công tư để phát triển cơ sở hạ tầng - năm 2008.

TÀI LIỆU THAM KHẢO

ADB Institute (Asian Development Bank Institute). 2016. "Infrastructure Investment, Private Finance and Institutional Investors: Asia from a Global Perspective." ADBI Working Paper 555, ADB, Manila.

Báo đấu thầu. 2017. "Cần phân định rõ PPP và xã hội hóa." https://baodauthau.vn/dau-tu/phan-dinh -ro-ppp-va-xa-hoi-hoa-39176.html.

Economist Intelligence Unit. 2014. *Evaluating the Environment for Public-Private Partnerships in Asia-Pacific.* London: Economist Intelligence Unit.

OECD (Organisation for Economic Co-operation and Development) and WHO (World Health Organization). 2016. *Health at a Glance: Asia/Pacific 2016: Measuring Progress towards Universal Health Coverage.* Paris: OECD Publishing. http://dx.doi.org/10.1787/health_glance_ap-2016-en.

Teo, H., S. Bales, C. Bredenkamp, and J. Salcedo. 2019. *The Future of Health Financing in Vietnam: Ensuring Sufficiency, Efficiency and Sustainability.* Washington, DC: World Bank.

Thành phố Hồ Chí Minh, Sở Y tế. 2019. Khảo sát trải nghiệm của bệnh nhân nội trú tại thành phố Hồ Chí Minh năm 2019.

UNESCAP (United Nations Economic and Social Commission for Asia and the Pacific). 2008. *Public Private Partnerships in Infrastructure Development - A Primer.* Bangkok: UNESCAP.

UNESCAP (United Nations Economic and Social Commission for Asia and the Pacific). 2017. "Infrastructure Financing Strategies for Sustainable Development." Vietnam National Study/Paper.

Việt Nam, Ban Chỉ đạo Trung ương về Tổng điều tra Nông thôn, Nông nghiệp và Thủy Sản năm. 2016. *Báo cáo Kết quả Tổng điều tra Nông thôn, Nông nghiệp và Thủy sản.* Hà Nội: Nhà Xuất bản Thống kê.

Việt Nam, Tổng cục Thống kê (General Statistics Office) và Quỹ Dân số Liên hiệp quốc (United Nations Population Fund). 2016. *Dự báo dân số Việt Nam 2014-2049.* Hà Nội: Nhà xuất bản Thông tấn.

Việt Nam, Bộ Y tế. 2017. *Niên giám thống kê y tế năm 2015.* Hà Nội: Nhà Xuất bản Y học.

Việt Nam, Bộ Y tế. 2018. *Niên giám thống kê y tế năm 2017.* Hà Nội: Nhà Xuất bản Y học.

Việt Nam, Bộ Y tế. 2018. Hội thảo "nâng cao năng lực quản lý và hợp tác quốc tế trong ngành y tế", Ngày 7 tháng 12 năm 2018 tại Hà Nội.

Việt Nam, Bộ Y tế. "Hội nghị tổng kết 9 năm triển khai Luật khám bệnh, chữa bệnh". Ngày 7 tháng 12 năm 2019 tại Hà Nội.

Vietnam, Ministry of Health and Health Partnership Group. 2018. *Joint Annual Health Review 2016 - Towards Healthy Ageing.* Ha Noi: Medical Publishing House.

Vietnam, MOH (Ministry of Health) and WHO (World Health Organization). 2016. *Health Financing Strategy of Vietnam (2016–2025).* Hanoi

World Bank. 2013. *Assessment of the Financing Framework for Municipal Infrastructure in Vietnam.* Washington, DC: World Bank.

World Bank. 2016. *Engagement in Health PPPs - An IEG Synthesis Report.* Washington, DC: World Bank.

World Bank. 2017. *Public Private Partnerships Reference Guide – Version 3.* Washington, DC: World Bank.

World Bank. 2018. *Climbing the Ladder: Poverty Reduction and Shared Prosperity in Vietnam.* Washington, DC: World Bank.

World Bank. 2019. *World Development Indicators 2019.* Washington, DC: World Bank.

World Economic Forum. 2017. *Global Competitiveness Index Reports.* Geneva: World Economic Forum.

2 Định nghĩa, đặc tính và các loại hình PPP y tế

GIỚI THIỆU

Chương này mô tả bản chất của phương thức đối tác công tư (PPP) trong lĩnh vực y tế, trong đó đưa ra định nghĩa về PPP trong lĩnh vực y tế, mô tả các đặc điểm chính và nêu rõ các loại hình PPP khác nhau tồn tại trong thực tế, được minh họa bằng các ví dụ mang tính quốc tế. Cuối cùng, chương này đề xuất một số điều kiện để thực hiện thành công dự án PPP.

PPP LÀ GÌ VÀ CÓ ĐẶC TRƯNG NHƯ THẾ NÀO?

Các chính phủ tham gia hợp tác với khu vực tư nhân trong tài trợ y tế và cung cấp dịch vụ thông qua một loạt các mô hình khác nhau về mục đích, phạm vi, chức năng, thời gian, phương thức thanh toán và các đặc điểm khác (Viswanathan và Seefeld 2015; WHO 2010b Whyle và Olivier 2016). Những quan hệ hợp tác này có thể được gọi là *hợp tác công - tư*, trong đó PPP là một phương thức riêng biệt.

Một loại hình hợp tác công - tư là *hỗ trợ tài chính công* cho các dịch vụ y tế được tư nhân cung cấp thông qua phương thức ngân sách nhà nước tài trợ cho các nhà cung cấp dịch vụ hoặc BHYT chi trả cho các dịch vụ do khu vực tư nhân cung cấp. Loại hình này thường không áp dụng phương thức thanh toán dựa trên kết quả. Một loại hình khác là các *hợp đồng xây dựng* ngắn hạn dựa trên đầu vào, theo đó khu vực tư nhân chịu trách nhiệm cung cấp cơ sở hạ tầng. Loại hình này có thể có nhiều biến thể khác nhau như chỉ thi công, thiết kế - thi công, quản lý thi công hoặc quản lý hợp đồng nhà thầu. Ngoài ra còn có các *hợp đồng dịch vụ*, thường là ngắn hạn và dựa trên kết quả, theo đó một CQNN ủy thác trách nhiệm cung cấp dịch vụ cho doanh nghiệp tư nhân. Trong *nhượng quyền xã hội*, một cơ quan (bên nhượng quyền) tiếp thị một thương hiệu và xây dựng mạng lưới các nhà cung cấp dịch vụ y tế (bên nhận nhượng quyền) được trang bị kiến thức, đào tạo và trang thiết bị cần thiết để cung cấp dịch vụ y tế với sự đảm bảo về tiêu chuẩn chất lượng ở mức tối thiểu. *Mô hình cùng địa điểm, cùng thương hiệu* là quan hệ lâu dài, theo đó một phần cơ sở vật chất y tế công lập sẽ được cấp cho nhà đầu tư tư nhân sử dụng, đối lại họ sẽ nhận được các khoản thanh toán và các lợi ích cụ thể khác. Những cơ chế này tạo cơ hội tăng cường doanh thu, cũng như quản lý cơ sở hạ tầng cho cơ sở y tế công lập.

Về phía cầu, cơ chế hợp tác công - tư cũng có thể bao gồm các *cơ chế thẻ mua sắm* sử dụng trợ cấp theo yêu cầu với các lợi ích xác định để chuyển sức mua hàng hóa và dịch vụ y tế được lựa chọn cho người nghèo và *tiếp thị xã hội* sử dụng các kỹ thuật tiếp thị và truyền thông khu vực tư nhân để tăng cường thu hút khách hàng quan tâm đến một sản phẩm có lợi ích sức khỏe với cộng đồng hoặc thay đổi các hành vi liên quan đến sức khỏe.

PPP cũng không giống như tư nhân hóa. Tư nhân hóa liên quan đến việc chuyển giao vĩnh viễn một tài sản vốn thuộc sở hữu công sang khu vực tư nhân, cùng với đó khu vực tư nhân sẽ chịu trách nhiệm vĩnh viễn trong việc cung cấp dịch vụ cho người sử dụng cuối cùng (ADB và đối tác 2016). Trong mô hình PPP, khu vực công nhất thiết vẫn tiếp tục vai trò của mình với tư cách là "đối tác" của khu vực tư nhân trong mối quan hệ hợp tác lâu dài (Farquharson và cộng sự 2011).

Dường như không có một định nghĩa nào về PPP được chấp nhận duy nhất trên phạm vi quốc tế. Trên thực tế, các quốc gia khác nhau sử dụng các định nghĩa khác nhau, và thường nhấn mạnh vào các đặc điểm khác nhau của cơ chế PPP. Tài liệu tham khảo về PPP của Ngân hàng Thế giới định nghĩa PPP là "một hợp đồng dài hạn giữa một bên tư nhân và một tổ chức chính phủ, nhằm cung cấp một tài sản hoặc dịch vụ công, trong đó bên tư nhân chịu rủi ro và trách nhiệm quản lý đáng kể và việc chi trả liên quan với kết quả hoạt động". (Ngân hàng Thế giới 2017, 5)

Theo đó, một đặc điểm chủ đạo của PPP là chia sẻ rủi ro và trách nhiệm giữa khu vực công và khu vực tư nhân. Mức độ phân bổ rủi ro và trách nhiệm phù hợp là một yếu tố quan trọng quyết định thành công của PPP. Bằng cách chuyển trách nhiệm cho đối tác tư nhân, đối tác khu vực công có thể giảm thiểu rủi ro trong quá trình thi công và vận hành dự án. Rủi ro trong các dự án PPP thường rơi vào hai loại chính: rủi ro chung và rủi ro dự án. Rủi ro chung thường liên quan đến các điều kiện chính trị, pháp lý, kinh tế vĩ mô, xã hội và tự nhiên, xảy ra ngoài ranh giới dự án nhưng có thể gây ảnh hưởng đến hiệu suất dự án. Rủi ro dự án bao gồm các rủi ro có thể xảy ra bên trong ranh giới dự án và liên quan đến tất cả các giai đoạn của vòng đời dự án (lựa chọn dự án, thiết kế, thi công, tài trợ, vận hành và quản lý [O&M]). So với các lĩnh vực khác, PPP y tế có mức độ nhạy cảm đặc biệt với công chúng và chính trị, liên quan đến quyền lợi công cộng được chăm sóc bởi khu vực tư nhân (đặc biệt là vì lợi nhuận); sự không chắc chắn về nhu cầu y tế trong tương lai do thay đổi nhân khẩu học và phát triển công nghệ; rủi ro y tế liên quan đến các dịch vụ y tế được ký hợp đồng và chuyển tuyến bệnh nhân từ và đến các cơ sở y tế khác; và rủi ro tài chính liên quan đến hoàn trả của cơ quan BHYT. Việc phân bổ trách nhiệm và rủi ro giữa khu vực công và khu vực tư nhân phải được quy định rõ ràng trong hợp đồng PPP.

Một đặc điểm quan trọng khác của PPP y tế là cơ chế chi trả. Việc chi trả phải được cấu trúc sao cho số tiền mà bên tư nhân nhận được liên kết với kết quả thực hiện, khuyến khích bên tư nhân hoàn thành các hoạt động đúng thời hạn và cung cấp dịch vụ ở mức hiệu quả/chất lượng được nêu trong hợp đồng. Nói chung, chi trả cho bên tư nhân trong PPP y tế được chia thành ba loại:

- *Người sử dụng chi trả*: Đây là các khoản chi trả được bên tư nhân thu trực tiếp từ người sử dụng dịch vụ (bệnh nhân, khách thăm) hoặc gián tiếp thông qua hoàn trả của BHYT.
- *Chính phủ chi trả*: Đây là các khoản thanh toán của chính phủ cho bên tư nhân cho công tác xây dựng và bảo trì cơ sở hạ tầng hoặc cung cấp dịch vụ. Các ví dụ bao gồm *thanh toán dựa trên hạng mục khả dụng*, được chính phủ thực hiện cho bên tư nhân sau khi cơ sở y tế đã sẵn sàng được khai thác, thường bao gồm chi phí cho cơ sở hạ tầng và bảo trì; *trợ cấp trả trước* khi đạt được các mốc thi công nhất định; *trợ cấp dựa trên đầu ra* do sử dụng một số dịch vụ (vận chuyển cấp cứu, dịch vụ lọc máu); và *thanh*

toán theo định suất dựa trên số lượng dân cư được phục vụ theo "mô hình Alzira" ở Tây Ban Nha (xem bên dưới để biết chi tiết về mô hình này).

•   *Thưởng và phạt*: Hợp đồng PPP cũng có thể bao gồm các khoản thưởng sẽ được thanh toán nếu đạt được kết quả đầu ra cụ thể hoặc ngược lại, các khoản giảm trừ hoặc khoản phạt mà bên tư nhân phải chịu nếu không đạt được các kết quả đầu ra hoặc tiêu chuẩn cụ thể.

Cơ chế thanh toán của một PPP có thể bao gồm một số hoặc tất cả các loại hình thanh toán này. Nội dung này cần được xác định đầy đủ trong hợp đồng, bao gồm cả quy định về thời gian và cơ chế thực hiện thanh toán trong thực tế (Ngân hàng Thế giới 2017).

Một số quốc gia (bao gồm Vương quốc Anh, Canada, Úc, Nhật Bản) định nghĩa và mô tả PPP bằng các chức năng được chuyển sang khu vực tư nhân, chẳng hạn như hợp đồng Thiết kế - Xây dựng - Tài chính - Kinh doanh - Bảo trì (DBFOM) hoặc Thiết kế - Xây dựng - Tài chính - Kinh doanh (DBFO). Một số quốc gia khác (bao gồm Thổ Nhĩ Kỳ, Hàn Quốc, Philippines) tập trung vào quyền sở hữu và kiểm soát tài sản hợp pháp trong PPP, sử dụng các thuật ngữ như Xây dựng - Kinh doanh - Chuyển giao (BOT), Xây dựng - Chuyển giao - Kinh doanh (BTO), Xây dựng - Sở hữu - Kinh doanh - Chuyển giao (BOOT), Xây dựng-Thuê dịch vụ - Chuyển giao (BLT) và Xây dựng - Chuyển giao - Thuê dịch vụ (BTL). Đối với PPP liên quan đến quản lý cơ sở hạ tầng hiện có, các thuật ngữ hợp đồng Kinh doanh và Quản lý (O&M), thuê dịch vụ, quản lý hoặc nhượng quyền có thể được sử dụng.

Việc triển khai thực hiện hợp đồng PPP thường được thực hiện bởi một công ty PPP, được gọi là doanh nghiệp dự án, được bên tư nhân thành lập sau khi trao hợp đồng để thực hiện các chức năng và trách nhiệm được giao. Doanh nghiệp dự án này tiến hành huy động vốn thông qua phương thức kết hợp giữa nguồn vốn chủ sở hữu của cổ đông công ty chủ đầu tư dự án, vay nợ (từ ngân hàng), trái phiếu hoặc các công cụ tài chính khác. Doanh nghiệp dự án ký kết hợp đồng xuôi dòng, ví dụ hợp đồng xây dựng và hợp đồng vận hành/quản lý với các nhà thầu có liên quan. Những cơ chế này cho phép doanh nghiệp dự án chia sẻ rủi ro với các bên thứ ba đồng thời được tăng cường năng lực quản lý và kỹ thuật bổ sung. Trong một số PPP dịch vụ, trong đó đơn vị tư nhân có thể tự thực hiện tất cả các nhiệm vụ được giao, thì có thể không cần phải thành lập doanh nghiệp dự án. Trong các PPP tích hợp, Bồ Đào Nha đã thử nghiệm mô hình "doanh nghiệp dự án sinh đôi", trong đó một công ty chủ đầu tư dự án chịu trách nhiệm về cơ sở hạ tầng và công ty kia chịu trách nhiệm quản lý lâm sàng và tất cả các dịch vụ quản lý cơ sở vật chất mềm (Carlos và Marques 2013).

PHẠM VI VÀ CHỨC NĂNG TIÊU BIỂU CỦA PPP Y TẾ

PPP trong lĩnh vực y tế có xu hướng tập trung vào việc xây dựng và/hoặc bảo trì cơ sở hạ tầng y tế, cung cấp dịch vụ y tế. *PPP cơ sở hạ tầng* thường yêu cầu vốn lớn, trong đó các mục tiêu chính là phát triển và quản lý cơ sở hạ tầng trong dài hạn. Nhiều PPP hướng đến thành lập các cơ sở y tế mới (nền xanh - greenfield). Một số dự án PPP khác có thể chuyển giao trách nhiệm cải tạo, nâng cấp và quản lý cơ sở y tế hiện hữu cho một công ty tư nhân (nền nâu - brownfield). *PPP dịch vụ* giúp tăng cường năng lực cung cấp dịch vụ của các cơ sở y tế hiện hữu. Khu vực tư nhân chịu trách nhiệm vận hành và quản lý cơ sở y tế hoặc cung cấp các dịch vụ cụ thể (thường là chuyên khoa) mà không cần đầu tư vốn lớn vào cơ sở hạ tầng mới. *PPP tích hợp* yêu cầu khu vực tư nhân tiến hành cung cấp toàn diện cả cơ sở hạ tầng và dịch vụ.

Thông thường, hợp đồng PPP sẽ kết hợp nhiều giai đoạn hoặc chức năng của dự án, trong đó các chức năng mà bên tư nhân phải chịu trách nhiệm sẽ thay đổi và phụ thuộc vào loại hình cơ sở hạ tầng và dịch vụ liên quan. Tuy nhiên, có thể xác định một số chức năng điển hình của PPP y tế.

- *Thiết kế:* Chức năng này liên quan đến việc phát triển dự án từ ý tưởng ban đầu và xác định các yêu cầu đầu ra cho đến các thông số kỹ thuật thiết kế sẵn sàng để xây dựng.
- *Xây mới hoặc cải tạo:* Khi sử dụng PPP cho dự án cơ sở hạ tầng mới, bên tư nhân sẽ chịu trách nhiệm xây dựng cơ sở và lắp đặt tất cả các thiết bị. Trong trường hợp dự án PPP liên quan đến cơ sở hạ tầng hiện hữu, bên tư nhân có thể chịu trách nhiệm cải tạo hoặc mở rộng cơ sở.
- *Tài chính:* Khi dự án PPP bao gồm xây dựng hoặc nâng cấp cơ sở vật chất, bên tư nhân thường được yêu cầu tài trợ tất cả hoặc một phần chi phí vốn cần thiết.
- *Bảo trì:* Trong dự án PPP, bên tư nhân được giao trách nhiệm bảo trì tài sản cơ sở hạ tầng theo tiêu chuẩn cụ thể trong suốt thời hạn hợp đồng.
- *Vận hành và cung cấp dịch vụ:* Trách nhiệm vận hành của bên tư nhân trong dự án PPP có thể rất khác nhau, tùy thuộc vào tính chất của tài sản cơ sở và dịch vụ liên quan. Dưới đây là một số ví dụ về các loại hình trách nhiệm mà bên tư nhân có thể đảm nhận trong dự án PPP bệnh viện:
  - Các dịch vụ quản lý cơ sở vật chất "cứng", như kiến trúc và kỹ thuật, vận hành và bảo trì các cơ sở ngoài trời, quản lý nhà và phòng, v.v.;
  - Các dịch vụ quản lý cơ sở vật chất "mềm", như lễ tân, an ninh, điện thoại trung tâm, thư tín nội bộ, lưu trữ, truyền thông và sự kiện, quản lý chất thải, chuẩn bị giường, làm sạch và khử khuẩn, tiệt khuẩn tập trung, phục vụ ăn uống cho nhân viên và bệnh nhân, v.v.;
  - Dịch vụ thiết bị y tế và dịch vụ công nghệ thông tin truyền thông;
  - Dịch vụ chuỗi cung ứng, bao gồm cả cung ứng thuốc và vật tư tiêu hao;
  - Dịch vụ hỗ trợ lâm sàng, như phòng xét nghiệm và chẩn đoán hình ảnh; và
  - Dịch vụ lâm sàng, bao gồm cả khả năng cung cấp dịch vụ trọn gói tại bệnh viện (như dịch vụ cấp cứu, dịch vụ ngoại trú và nội trú, dịch vụ điều dưỡng, dịch vụ phục hồi chức năng)
- *Thực hiện các chức năng khác được tích hợp trong hệ thống y tế:* Các dự án PPP tích hợp sáng tạo nhất đã mở rộng các chức năng của khu vực tư nhân vượt ra khỏi ranh giới bệnh viện sang các chức năng của hệ thống y tế bao gồm quản lý chuyển tuyến, tích hợp cung cấp dịch vụ y tế ở các cấp độ khác nhau và đạt được kết quả sức khỏe tốt hơn cho dân cư.

CÁC LOẠI HÌNH PPP Y TẾ PHỔ BIẾN VÀ VÍ DỤ

PPP y tế lần đầu tiên được triển khai ở các quốc gia có thu nhập cao vào những năm 1990, sau đó lan rộng ra các nước thu nhập trung bình và thấp. Dựa trên số liệu tổng hợp của tác giả, ước tính có hơn một nghìn dự án PPP y tế trên thế giới. Các thị trường phát triển của Châu Âu và Bắc Mỹ có nhiều dự án trong giai đoạn vận hành nhất trong khi các nền kinh tế năng động của Châu Á lại có số lượng lớn nhất các dự án đang trong giai đoạn xây dựng, đấu thầu hoặc chuẩn bị. Các quốc gia sử dụng nhiều loại hình hợp đồng khác nhau và cũng có các định nghĩa về PPP rất khác nhau. Tuy nhiên, nhìn chung, PPP y tế có năm loại hình như sau: PPP dịch vụ quản lý thiết bị, PPP dịch vụ quản lý và vận hành, PPP dịch vụ chuyên khoa, PPP cơ sở vật chất và (v) PPP tích hợp. Các loại hình này khác nhau về mức độ và độ phức tạp của vai trò và trách nhiệm mà khu vực tư nhân đảm nhận (xem Hình 2.1).

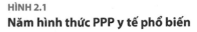

HÌNH 2.1

Năm hình thức PPP y tế phổ biến

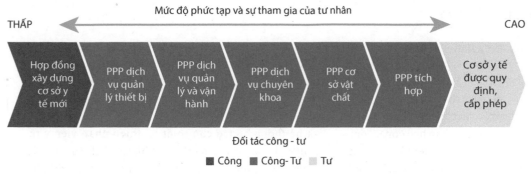

Nguồn: Hình gốc cho nghiên cứu này.

PPP dịch vụ quản lý thiết bị

Theo hợp đồng dịch vụ quản lý thiết bị (QLTB), các nhà cung cấp thiết bị chính sở hữu và quản lý tất cả các thiết bị cần thiết cho hoạt động của cơ sở y tế. Quy trình bao gồm mua sắm, giao nhận, lắp đặt, vận hành thử, đào tạo người dùng, quản lý tài sản, xử lý sự cố, bảo trì, giám sát hiệu suất, thay thế và thanh lý. PPP QLTB đảm bảo các bệnh viện công có khả năng tiếp cận với các dịch vụ thiết bị y tế hiện đại trong khoảng thời gian đã thỏa thuận, song song với việc chính phủ thực hiện các khoản thanh toán thường xuyên, định kỳ dựa trên các thông số hiệu suất đã thỏa thuận. Hợp đồng QLTB cho phép khu vực công chuyển các rủi ro về công nghệ, vận hành và tài chính sang khu vực tư nhân. Ngoài ra, cơ chế này cũng tăng cường độ tin cậy và tính bền vững của thiết bị.

Tuy nhiên, hợp đồng PPP QLTB có một số hạn chế nhất định. Đối tác tư nhân chỉ chịu trách nhiệm đảm bảo rằng thiết bị hoạt động. Không có gì đảm bảo rằng thiết bị sẽ được khai thác hiệu quả nếu như chính phủ không tiến hành phân tích khảo sát về nhu cầu khám chữa bệnh, cơ sở hạ tầng cần thiết, sự có mặt của các chuyên gia y tế và cơ chế chuyển tuyến bệnh nhân. Cần có hệ thống thông tin bệnh viện để theo dõi hiệu quả sử dụng và tác động của PPP QLTB.

PPP QLTB phổ biến ở Anh và các nước châu Âu. Loại hình này cũng đã được đưa vào áp dụng ở các nước đang phát triển (xem Hộp 2.1) và mang lại một số kết quả tích cực ban đầu. Điều này đã khuyến khích các nước đang phát triển khác quan tâm áp dụng.

PPP dịch vụ quản lý và vận hành

Trong hợp đồng PPP dịch vụ quản lý và vận hành (O&M), đối tác tư nhân được ký hợp đồng vận hành và quản lý bệnh viện, cơ sở y tế hoặc mạng lưới y tế và được chi trả phí quản lý cho dịch vụ này. Chính phủ có thể hưởng lợi từ các thực tiễn và quy trình quản lý hiệu quả của khu vực tư nhân, đồng thời giúp nhân viên khu vực công có thời gian tập trung vào các mục tiêu, chính sách và ưu tiên bao quát của cơ sở (mạng lưới). Từ góc nhìn quan hệ sản xuất, loại hình PPP này tương đối dễ thực hiện. Tuy nhiên, loại hình này hạn chế phạm vi vận hành của đối tác tư nhân vì chính phủ vẫn kiểm soát nhân sự và tài chính, điều này có nghĩa là khu vực tư nhân ít có động lực để tìm cách giảm thiểu chi phí.

HỘP 2.1

PPP quản lý thiết bị ở Kenya

Kenya đang tiên phong trong một dự án quy mô lớn liên quan đến việc thuê ngoài dịch vụ cung cấp thiết bị y tế cho 98 bệnh viện trên khắp 47 hạt. Dự án bao gồm các hợp đồng thời hạn 7 năm giữa BYT và 5 nhà thầu để cung cấp, lắp đặt, bảo trì, thay thế và thanh lý các thiết bị khác nhau, cũng như đào tạo và báo cáo trong toàn bộ thời hạn hợp đồng. Tổng số tiền đấu thầu cho các hợp đồng QLTB này lên tới 432.482.160 USD, thanh toán làm bốn đợt, mỗi đợt là 15.445.790 USD.

Dự án đã và đang mang lại lợi ích rõ ràng cho chính phủ và người dân ở nhiều hạt. Ví dụ, hợp đồng cung cấp thiết bị X quang đã cải thiện khả năng tiếp cận các dịch vụ X quang, tăng cường kỹ năng của nhân viên y tế và giảm tỷ lệ bệnh nhân chuyển tuyến. Tuy nhiên, một số cơ sở chưa thể hưởng lợi từ cơ chế QLTB này. Lý do bao gồm các vấn đề hợp đồng, thiếu cơ sở hạ tầng cần thiết và hệ thống hỗ trợ cho thiết bị, thiếu nhân viên y tế chuyên khoa để vận hành thiết bị, các dịch vụ chuyên khoa được cung cấp sau khi lắp đặt thiết bị có chi phí cao và không sử dụng hết công suất thiết bị đã lắp đặt, v.v.

Nguồn: Nghị viện Kenya, http://www.parliament.go.ke/sites/default/files/2018-11/MES%20Brief_Nov%202018%20%285%29_%20With%20Suggested%20 Questions%20.pdf.

HỘP 2.2

Hợp đồng quản lý cho các cơ sở y tế ở tỉnh Sindh, Pakistan

Chính quyền tỉnh Sindh đã ký hợp đồng với các cơ sở y tế của chính phủ trên toàn tỉnh, bao gồm các trụ sở quận/huyện, trụ sở *taluqa* và trung tâm y tế khu vực. Chính phủ đã trao các hợp đồng quản lý và dịch vụ dựa trên kết quả cho các tổ chức được công nhận ở phạm vi quốc gia và quốc tế. Quy trình lựa chọn nhà thầu diễn ra minh bạch với sự hỗ trợ của đơn vị phụ trách PPP của Sở Y tế. Các thỏa thuận hợp đồng đã được ký kết vào tháng 3 năm 2015 với thời hạn 10 năm. Các đối tác khu vực tư nhân đồng ý thực hiện theo các Chỉ số kết quả hoạt động chính (KPIs) và hiệu quả hoạt động được đo lường và đánh giá bằng cơ chế giám sát của bên thứ ba. Các đối tác trong khu vực tư nhân cũng chịu trách nhiệm đảm bảo cung cấp các thiết bị cơ bản, đồ nội thất và đồ đạc phù hợp với các dịch vụ mà đơn vị hoặc cơ sở y tế cung cấp.

Nguồn: Đơn vị PPP, Sở Tài Chính, Chính quyền tỉnh Sindh, https://www.pppunitsindh.gov.pk/projects_new.php?pid=6&pstatus=Executed.

Hợp đồng O&M có thuộc phạm vi PPP hay không vẫn còn là một vấn đề gây tranh cãi, đặc biệt trong trường hợp hợp đồng ngắn hạn hoặc trung hạn và có mức vốn đầu tư tối thiểu của khu vực tư nhân. Tuy nhiên, nhiều hợp đồng O&M có cơ chế thanh toán dựa trên kết quả thực hiện đã trở thành hợp đồng dài hạn sau khi được gia hạn và chuyển các rủi ro phát sinh sang khu vực tư nhân (chẳng hạn như bảo trì hoặc thay thế thiết bị và công nghệ) - lý do để các hợp đồng này được xem là hợp đồng PPP. Hợp đồng O&M thường được sử dụng ở Nam Á (xem Hộp 2.2) để vận hành và quản lý bệnh viện, mạng lưới chăm sóc sức khỏe ban đầu, hệ thống cấp cứu, v.v.

PPP dịch vụ chuyên khoa

Trong mô hình PPP dịch vụ chuyên khoa, chính phủ sẽ ký hợp đồng với đối tác tư nhân để cung cấp các dịch vụ cụ thể tại các cơ sở y tế công lập, chẳng hạn như các dịch vụ lâm sàng chuyên khoa (lọc máu, xạ trị, phẫu thuật trong ngày, v.v.) hoặc các dịch vụ chẩn đoán (dịch vụ xét nghiệm, chẩn đoán hình ảnh, y học hạt nhân, v.v.).

HỘP 2.3

Chương trình lọc máu quốc gia ở Ấn Độ

Chương trình lọc máu quốc gia Pradhan Mantri thuộc Dự án Y tế Quốc gia Ấn Độ đã được công bố trong Ngân sách quốc gia giai đoạn 2016-17. Theo tài liệu hướng dẫn thực hiện Chương trình lọc máu, dịch vụ lọc máu được cung cấp thông qua phương thức PPP, một cách tiếp cận hiệu quả - chi phí. Các nhà cung cấp dịch vụ tư nhân được yêu cầu cung cấp nguồn nhân lực y tế, máy lọc máu, cơ sở hạ tầng cấp nước, ống lọc máu và vật tư tiêu hao. Các cơ quan chính phủ chịu trách nhiệm cung cấp không gian trong bệnh viện huyện, thuốc, điện và nước và chi trả chi phí lọc máu cho bệnh nhân nghèo. Phần lớn các bang ở Ấn Độ đang cung cấp dịch vụ lọc máu thông qua mô hình PPP thuê ngoài theo tài liệu hướng dẫn.

Nguồn: Bộ Y tế và An sinh xã hội, Chính phủ Ấn Độ, https://www.nhp.gov.in/pradhan-mantri-national-dialysis-programme_pg.

Có thể sử dụng cơ chế này để cải thiện chất lượng và khả năng tiếp cận với các dịch vụ lâm sàng cụ thể mà không đòi hỏi đầu tư lớn vào cơ sở vật chất đồng thời giúp giảm bớt chi phí và mức độ phức tạp. Việc thực hiện và giám sát các cơ chế này tương đối đơn giản, và cũng dễ dàng để nhân rộng. Các hợp đồng thường có quy mô nhỏ, dịch vụ đơn lẻ và là hợp đồng trung hạn, nhưng có thể trở thành hợp đồng dài hạn hơn sau khi được gia hạn. Mô hình PPP dịch vụ chuyên khoa đã được triển khai ở nhiều nước trên thế giới, bao gồm cả các nước đang phát triển (xem Hộp 2.3).

PPP cơ sở vật chất

Ở mô hình PPP cơ sở vật chất, chính phủ vẫn kiểm soát các dịch vụ lâm sàng, nhưng khu vực tư nhân sẽ cung cấp thiết kế chi tiết, xây dựng và cải tạo cơ sở hạ tầng. Ngoài ra, khu vực tư nhân chịu trách nhiệm cung cấp dịch vụ quản lý cơ sở vật chất phần cứng hoặc kết hợp dịch vụ quản lý cơ sở vật chất cứng và mềm.

Đây là mô hình tài trợ cơ sở hạ tầng y tế có lịch sử lâu đời. Mô hình này cho phép các chính phủ tiếp cận nguồn vốn cần thiết để tài trợ cho các dự án cơ sở hạ tầng lớn và chuyển giao rủi ro thiết kế, xây dựng và bảo trì cho khu vực tư nhân. Trong vòng 20 năm, Vương quốc Anh đã thực hiện hơn 130 chương trình PPP cơ sở vật chất với tổng giá trị lên tới 13 tỷ bảng thông qua Sáng kiến Tài chính tư nhân (PFI). Cơ quan Kiểm toán Vương quốc Anh đánh giá rằng hầu hết các hợp đồng PFI của bệnh viện đều được quản lý phù hợp với mức khấu trừ thấp và mức độ hài lòng cao. Các bệnh viện có các tòa nhà được xây dựng hoặc cải tạo theo cơ chế PFI chi nhiều hơn cho công tác bảo trì hàng năm vì các hợp đồng đều yêu cầu tiêu chuẩn cao cho công tác bảo trì. Tuy nhiên, chi phí và hiệu suất của các dịch vụ khác (làm sạch, ăn uống và thu dọn) tương tự như ở các bệnh viện không áp dụng PFI (Vương quốc Anh, Văn phòng Kiểm toán Quốc gia 2010).

Dựa trên kinh nghiệm của Vương quốc Anh, các quốc gia khác trên thế giới cũng phát triển các chương trình kiểu PFI của riêng họ để cung cấp cơ sở hạ tầng y tế và các dịch vụ liên quan. Canada đã triển khai hơn 100 dự án PPP bệnh viện trị giá hơn 29 tỷ đô la thông qua các mô hình DBFM, DBFMO, BF và DBF[1]. Tại Nhật Bản, vào năm 2016, 17 bệnh viện đã được xây dựng và 17 dự án khác đang trong giai đoạn đấu thầu theo chương trình PFI của quốc gia này (JICA 2016). Chính phủ Thổ Nhĩ Kỳ đã khởi động Chương trình PPP y tế vào năm 2010, trong đó bao gồm 50 dự án với giá trị đầu tư ước tính khoảng 20 tỷ EUR (Xem hộp 2.4)

Phức hợp Y tế Adana ở Thổ Nhĩ Kỳ

Dự án Khu phức hợp Y tế Adana bao gồm các hạng mục xây dựng, vận hành và bảo trì một cơ sở y tế tích hợp tại Adana, một trung tâm y tế quan trọng ở Anatolian, Thổ Nhĩ Kỳ. Phức hợp Y tế này có quy mô 1.550 giường và bao gồm sáu bệnh viện. Tổng chi phí dự án ước tính khoảng 500 triệu Euro.

Theo cấu trúc Xây dựng - Thuê dịch vụ - Chuyển giao (BLT), liên danh trúng thầu có trách nhiệm tài trợ, xây dựng, bảo trì và quản lý cơ sở vật chất và cung cấp hoặc điều phối các dịch vụ hỗ trợ y tế, trong khi BYT sẽ cung cấp các dịch vụ y tế cốt lõi. Bộ Y tế sẽ phải chi trả cho đối tác tư nhân để sử dụng cơ sở vật chất ("Thanh toán dựa trên hạng mục khả dụng") và cho các dịch vụ được cung cấp ("Thanh toán theo dịch vụ"). Mô hình này tách biệt Thanh toán theo dịch vụ với Thanh toán dựa trên hạng mục khả dụng và giúp việc tài trợ được tiến hành dễ dàng hơn so với mô hình của Vương quốc Anh. Tuy nhiên, điều này có nghĩa là chính phủ sẽ phải chịu nhiều rủi ro hơn và phải đảm bảo có biện pháp giảm thiểu rủi ro. Cơ chế BLT bao gồm bảo lãnh vay, bồi thường chấm dứt trước hạn và chỉ số kết quả hoạt động cần đạt được. Thời gian xây dựng dự kiến kéo dài 36 tháng, sau đó là thời gian nhượng quyền 25 năm.

Thông qua đấu thầu minh bạch, một thỏa thuận giữa Bộ Y tế và một liên danh đã được ký kết vào năm 2014. Phức hợp này hiện đi vào hoạt động. Đây là dự án tiên phong cho Chương trình PPP bệnh viện của chính phủ Thổ Nhĩ Kỳ.

Nguồn: IFC 2011.

Với những chỉ số đo lường thành công được xác định rõ ràng - khai trương cơ sở mới đúng hạn với chi phí đầu tư nằm trong phạm vi dự toán ngân sách - mô hình PPP cơ sở vật chất dễ nhận được sự hỗ trợ về chính trị. Tuy nhiên, một cơ sở được xây dựng vì lý do chính trị, thay vì để giải quyết nhu cầu của bệnh nhân có thể sẽ dẫn tới tình trạng khai thác dưới mức quy mô trong quá trình hoạt động. Ngoài ra, mặc dù tương đối dễ thực hiện loại hình này có thể không thúc đẩy hiệu quả, chất lượng và đổi mới vì đối tác tư nhân không tham gia vào quy trình chăm sóc bệnh nhân. Cơ sở hạ tầng và dịch vụ quản lý cơ sở vật chất chỉ có tác động không đáng kể đến hiệu quả chi phí và chất lượng cung cấp dịch vụ lâm sàng. Chính phủ có thể bị mắc kẹt trong hợp đồng dài hạn và không thể linh hoạt thực hiện những thay đổi đối với cơ sở. Hơn nữa, dự án PPP trong cơ sở y tế có quy mô lớn có thể dẫn đến rủi ro tài chính, đặc biệt là trong trường hợp không kiểm soát các khoản nợ tiềm tàng một cách cẩn trọng (Liên minh châu Âu 2013).

PPP tích hợp

Theo mô hình PPP tích hợp, đối tác tư nhân sẽ ký hợp đồng thiết kế, xây dựng, tài trợ và vận hành cơ sở vật chất, cũng như cung cấp các dịch vụ phi lâm sàng và lâm sàng. Cơ chế này bao gồm các hạng mục thiết kế, xây mới hoặc cải tạo, nâng cấp cơ sở hạ tầng (cho bệnh viện, cơ sở điều trị ngoại trú, phòng khám đa khoa, cơ sở chăm sóc sức khỏe ban đầu, phòng khám sản & nhi khoa, v.v.) cũng như tất cả các dịch vụ, bao gồm cả dịch vụ lâm sàng (ngoại trú hoặc nội trú), trong dài hạn, thường từ 10 đến 30 năm. Loại hình PPP này có thể tối đa hóa tiềm năng đổi mới và hiệu quả của khu vực tư nhân và cho phép các chính phủ tập trung vào cải thiện chất lượng và quy định thay vì cung cấp dịch vụ.

Mặc dù ít phổ biến hơn các loại hình khác, mô hình PPP tích hợp đã được triển khai ở các quốc gia có thu nhập cao (Úc, Bồ Đào Nha, Tây Ban Nha), thu nhập trung bình (Ấn Độ, Peru, Fiji, Lesotho) và các quốc gia có thu nhập thấp (Afghanistan) (xem Hộp 2.5).

HỘP 2.5

Bệnh viện PPP ở Lesotho

Năm 2006, Chính phủ Lesotho đã triển khai dự án PPP xây dựng một bệnh viện tuyến cuối quy mô 425 giường để thay thế cho bệnh viện cũ. Dự án PPP của Lesotho là dự án PPP đầu tiên được triển khai ở Châu Phi. Ngoài các hạng mục thiết kế, xây dựng và vận hành đầy đủ bệnh viện và các cơ sở y tế liên quan, nhà đầu tư tư nhân còn cung cấp tất cả các dịch vụ lâm sàng, với mục tiêu cung cấp các dịch vụ y tế chất lượng cao với chi phí phải chăng. Chính phủ đã thực hiện các khoản thanh toán trả trước giá trị lớn cho hạng mục xây dựng bệnh viện và hàng năm đều thanh toán một khoản cố định trong vòng 18 năm. Cơ chế PPP bao gồm giám sát chỉ số hiệu suất chính, cả các chỉ số dịch vụ lâm sàng và phi lâm sàng. Một công ty giám sát độc lập sẽ tiến hành kiểm toán hàng quý về hiệu suất của nhà đầu tư tư nhân.

Trong trường hợp không đạt được hiệu suất, nhà đầu tư sẽ phải chịu một khoản phạt.

Năm 2008, sau quy trình đấu thầu rộng rãi, chính phủ đã lựa chọn một liên danh và ký kết thỏa thuận PPP. Bệnh viện và phòng khám đã được mở vào năm 2011. Trong giai đoạn vận hành ban đầu, dự án đã phải đối mặt với một số thách thức, bao gồm nhu cầu sử dụng dịch vụ quá cao, chậm thanh toán, thiếu bác sĩ và phản ứng tiêu cực từ truyền thông. Bất chấp những thách thức này, cả hai phía công cộng và tư nhân đều đạt được những thành tựu quan trọng. Dự án PPP này đã cho thấy một thực tế rằng ngay cả quốc gia có thu nhập thấp vẫn có thể bắt tay thực hiện các dự án rất tham vọng, phù hợp với cả chính quyền và người dân. Việc triển khai thành công dự án PPP bệnh viện Lesotho là do có cam kết chính trị, tinh thần lãnh đạo và tư vấn giao dịch PPP.

Nguồn: Công ty tài chính quốc tế của Nhóm Ngân hàng Thế giới, http://documents.worldbank.org/curated/en/925991484654860294/pdf/111339 -PPPStories-TurkeyAdanaHospitalComplex.pdf.

Mô hình PPP tích hợp tại Valencia, Tây Ban Nha (được gọi là "mô hình Alzira") đã tiến thêm một bước trong việc kết hợp dịch vụ chăm sóc tại bệnh viện và chăm sóc ban đầu với cơ chế thanh toán theo định suất trong hợp đồng PPP. Từ góc độ tài chính, cơ chế này được đánh giá là đã đạt được hiệu quả chi phí đáng kể (Sosa Delgado-Pastor và cộng sự 2016). Tuy nhiên, xét về mặt lâm sàng, cơ chế này không vượt trội so với các nhà cung cấp dịch vụ công cộng, mặc dù người ta có thể thấy sự tiến triển nổi bật trong một số lĩnh vực chăm sóc (Comendeiro-Maaløe và cộng sự 2019).

PPP tích hợp là mô hình phức tạp nhất trong tất cả các loại PPP. Mô hình này đòi hỏi đối tác tư nhân phải sẵn sàng chấp nhận rủi ro cao, không chỉ là rủi ro liên quan đến sự chậm trễ và chi phí vượt mức trong giai đoạn xây dựng (như với các loại hình PPP khác), mà còn bao gồm rủi ro về cung cấp dịch vụ. Mô hình này cũng đòi hỏi hệ thống quản lý chuyển tuyến chặt chẽ và chuyển đổi cơ chế quản lý cán bộ y tế từ cơ chế công cộng sang tư nhân. Chính phủ phải có quy định phù hợp và khả năng quản lý hợp đồng dài hạn, đòi hỏi phải có những thỏa thuận phức tạp với đối tác tư nhân, nhưng cũng phải linh hoạt để thay đổi thời hạn của hợp đồng. Một thách thức khác của mô hình này là vấn đề theo dõi và đánh giá hiệu suất lâm sàng. Điều đáng chú ý là ngay cả ở các thị trường phát triển, việc triển khai các dự án tích hợp PPP vẫn còn nhiều thách thức.

ĐIỀU KIỆN TIÊN QUYẾT ĐỂ THỰC HIỆN THÀNH CÔNG DỰ ÁN PPP Y TẾ

Mô hình PPP có tính chất đặc thù theo hoàn cảnh và do đó phương thức "một cỡ vừa tất cả" không thể đáp ứng được sự khác biệt đáng kể về kinh tế và chăm sóc sức khỏe. Tuy nhiên, kinh nghiệm thực tế tích lũy từ quá trình triển khai ở cả các nước phát triển và đang phát triển trong hai thập kỷ đã đúc kết những yêu cầu cơ bản nhất định để có thể thực hiện thành công dự án PPP. Những yêu cầu đó bao gồm:

Các yếu tố kinh tế vĩ mô

Tình hình kinh tế vĩ mô ổn định và hệ thống quản lý tài chính công quốc gia lành mạnh là những thành tố cần thiết để thiết kế và thực hiện thành công các dự án PPP. Điều quan trọng không kém là sự tham gia mạnh mẽ của chính phủ vào quy trình PPP, đi kèm với cơ cấu quản trị tốt, trách nhiệm giải trình và minh bạch, trong đó bao gồm cơ chế chống tham nhũng mạnh mẽ. Năng lực giám sát và quản lý các dự án PPP một cách hiệu quả của khu vực công cùng với cơ chế phối hợp liên chính phủ hiệu quả - bao gồm việc phân định rõ ràng vai trò và trách nhiệm của các cơ quan chính phủ khác nhau - cũng đóng vai trò rất quan trọng. Cuối cùng, môi trường đầu tư thuận lợi và cơ chế đầu tư trực tiếp nước ngoài hiệu quả, và mức độ khả dụng của thị trường vốn/nguồn vốn dài hạn cũng rất quan trọng cho sự thành công của mô hình PPP ở một quốc gia.

Yếu tố chính trị

Ý chí chính trị, bắt đầu từ cấp cao nhất của chính quyền đến các cấp địa phương, là *điều kiện tiên quyết* để thúc đẩy triển vọng của các dự án PPP; không có yếu tố này, mô hình PPP sẽ không thể thành công hoặc bền vững. Ngay cả khi ý chí chính trị và cơ chế hỗ trợ cho PPP tồn tại ở cấp cao nhất của chính quyền, cần phải tiến hành vận động liên tục cho đến khi có được sự hỗ trợ ở tất cả các cấp chính quyền và xây dựng được một hệ sinh thái hiệu quả cho các dự án PPP. Khi các dự án PPP được triển khai thực hiện ở cấp tỉnh hoặc cấp thấp hơn, chính quyền quốc gia đóng vai trò quan trọng trong việc thúc đẩy chủ quyền của địa phương, nhưng đồng thời - cũng phải tiếp tục đóng vai trò tích cực để xúc tác cho hành động ở cấp địa phương. Điều quan trọng không kém đối với khả năng chấp nhận về mặt chính trị và xã hội là đảm bảo rằng các dự án PPP không được coi là một công cụ để cung cấp dịch vụ (bổ sung) chỉ cho những người có thể trả tiền, nhưng cần nỗ lực để đảm bảo rằng mô hình này đáp ứng nhu cầu của người nghèo, và các tầng lớp dân cư nghèo hơn cũng có thể tận dụng các dịch vụ chất lượng mà PPP dự kiến sẽ cung cấp. Do đó, ngoài các cân nhắc về hiệu quả và chất lượng vốn đóng vai trò là động lực thúc đẩy PPP, điều quan trọng là chính phủ cũng phải đảm bảo thúc đẩy công bằng trong việc tiếp cận các dịch vụ này. Cuối cùng, không nên coi PPP là biện pháp ngắn hạn để giải quyết những điểm nghẽn trong cung cấp dịch vụ, mà cần xem nó là một chiến lược dài hạn được thể chế hóa.

Khung pháp lý và quy định

PPP phải được hỗ trợ bởi khung chính sách, thể chế và quy định hợp lý. Hầu hết các quốc gia từng thực hiện các dự án PPP y tế thành công đều dựa trên khung PPP hợp lý, trong đó bao gồm các chính sách, quy trình, thể chế và quy tắc được tập hợp thành một cơ chế nhằm xác định cách thức nhận diện, đánh giá, lựa chọn, ưu tiên, lập ngân sách, mua sắm, giám sát và hạch toán các dự án PPP; cũng như phân bố trách nhiệm thực hiện những nhiệm vụ này (Ngân hàng Thế giới 2017). Chính phủ có thể bổ sung các quy định và hướng dẫn cụ thể cho ngành y tế khi họ bắt tay vào triển khai chương trình PPP y tế quan trọng. Có thể cần thực hiện những thay đổi pháp lý cần thiết nhằm thúc đẩy thực hiện các dự án PPP y tế. Ví dụ, Vương quốc Anh đã phải ban hành Đạo luật Hệ thống Y tế Quốc gia (Tài chính tư nhân) năm 1997 để trao quyền cho các Quỹ Ủy thác tham gia vào thỏa thuận PFI. Thổ Nhĩ Kỳ đã thông qua Luật số 6428 (được gọi là Luật BLT 2013) để cho phép sử dụng hợp đồng BLT trong lĩnh vực y tế. BTC và Bộ Y tế và Phúc lợi gia đình Ấn Độ đã xây dựng tài liệu hướng dẫn và mô hình đấu thầu cho các loại hình PPP khác nhau trong lĩnh vực y tế, góp phần phổ biến rộng rãi mô hình PPP trên khắp các bang[2]. Khung pháp lý và thể chế cũng cần đảm bảo sự hài hòa của các luật/quy định khác nhau giữa các ngành.

Điều quan trọng không kém đối với thành công của PPP là đảm bảo khung chính sách PPP quốc gia phù hợp và được tích hợp tốt vào các chính sách và chiến lược của ngành y tế, cũng như với các phương án cải cách của ngành liên quan. Do đó, trước khi bắt tay vào thực hiện một dự án PPP, chính phủ cần phải đánh giá xem liệu PPP có phải là lựa chọn phù hợp nhất trong các lựa chọn đầu tư khác hay không. Quy trình đánh giá nên bao gồm các cân nhắc kỹ thuật như tăng hiệu quả, cũng như phân tích toàn diện về giá trị đồng tiền đầu tư và phân tích thẩm định chi tiết. Ngoài việc thiết lập sự gắn kết giữa các chính sách tổng thể về y tế và PPP, điều quan trọng là phải đảm bảo rằng các yếu tố cơ bản của hệ thống hỗ trợ y tế (ví dụ như tài trợ, nhân lực y tế, cấp thuốc, v.v.) đóng vai trò nền tảng thúc đẩy PPP, mà nếu không có các yếu tố này, dự án PPP khó có khả năng thành công.

Đơn vị chuyên trách PPP và danh mục dự án PPP

Về nguyên tắc, BYT hoặc SYT thường chịu trách nhiệm cung cấp cơ sở hạ tầng hoặc dịch vụ y tế cho người dân, trong khi các chuyên gia về PPP chịu trách nhiệm đánh giá sự phù hợp của dự án PPP trong bối cảnh cụ thể và hỗ trợ quy trình đấu thầu dự án PPP. Để thực hiện thành công các dự án PPP y tế, các cơ quan y tế công lập cần có chuyên môn về lập kế hoạch, thẩm định tài chính và kỹ thuật, đấu thầu và ký kết hợp đồng và quản lý dự án PPP (xem Hộp 2.6). Đơn vị chuyên trách quản lý PPP ở cấp trung ương, hội tụ tất cả các kỹ năng này, đã được chứng minh là cơ quan hỗ trợ quan trọng. Các quốc gia thực hiện các dự án PPP y tế quan trọng có thể muốn thiết lập đơn vị chuyên trách kỹ thuật dự án PPP trong BYT, ngoài đơn vị chuyên trách quản lý PPP thường đã được thiết lập tại các bộ, ngành có chức năng giám sát khác (như các bộ phụ trách tài chính, ngân sách hoặc kế hoạch). Đơn vị chuyên trách quản lý PPP y tế được thành lập tại BYT của các quốc gia có thu nhập cao (Anh, Pháp, Bồ Đào Nha), thu nhập trung bình (Thổ Nhĩ Kỳ, Philippines, Kenya) và thu nhập thấp (Afghanistan). Trách nhiệm của đơn vị chuyên trách quản lý PPP thường bao gồm xây dựng chính sách PPP, chuẩn hóa tài liệu, phối hợp giữa tất cả các chủ thể có liên quan, tăng cường nhận thức và nâng cao năng lực cho các quan chức chính phủ, thúc đẩy và phổ biến các thực hành tốt và cung cấp hỗ trợ kỹ thuật trong toàn bộ vòng đời dự án (UNESCAP 2017). Một đơn vị chuyên trách PPP hoạt động tích cực có thể giúp thiết lập danh sách dự án PPP khả thi để chính phủ có thể xây dựng các kế hoạch và đưa ra định hướng rõ ràng cho khu vực tư nhân. Tại Anh, đơn vị chuyên trách quản lý PPP này cũng tạo điều kiện xây dựng một chiến lược nhất quán với cơ quan Ngân khố chính phủ (BTC) và xây dựng diễn đàn thảo luận với doanh nghiệp (bên xây dựng, bên cấp vốn, bên cung cấp dịch vụ).

Hỗ trợ tài chính công

Có rất ít dự án PPP y tế được xây dựng và triển khai thành công mà không cần hỗ trợ tài chính của chính phủ. Chính phủ có một số hình thức hỗ trợ nhằm giúp tài trợ cho các dự án PPP y tế. Có thể kể đến mô hình *quỹ phát triển dự án*, được thành lập để cung cấp các nguồn lực cần thiết nhằm tiến hành nghiên cứu, thiết kế, cấu trúc và đấu thầu dự án PPP. Quỹ phát triển dự án của Indonesia đã phát triển bốn dự

HỘP 2.6

Chuyên môn cần thiết của cán bộ công liên quan đến quản lý dự án PPP

Chuyên môn lập kế hoạch dự án: Xác định và cấu trúc dự án; Đánh giá kinh tế và tài chính; Giá trị đồng tiền đầu tư của dự án PPP; Tiếp thị dự án.

Chuyên môn tài chính: Xây dựng đề án kinh doanh chặt chẽ cho dự án; Xác định các rủi ro, xây dựng cơ chế chia sẻ rủi ro tối ưu; Cấu trúc cơ chế thanh toán xem xét trách nhiệm, rủi ro, thù lao cho cả hai bên; Phân tích các đề xuất dự thầu nhận được từ các nhà thầu, xem xét kỹ lưỡng các đề xuất tài chính và tác động, xác minh mô hình tài chính và phân tích chi phí; Xem xét các điều khoản hợp đồng có tác động tài chính đối với khu vực công.

Chuyên môn pháp lý: Chuẩn bị hồ sơ mời thầu, hợp đồng PPP và hợp đồng thuê dịch vụ được áp dụng; Xác định phương thức mua sắm hoặc đấu thầu tốt nhất có thể theo các quy định/pháp luật về mua sắm của chính phủ; Các vấn đề pháp lý liên quan đến thuế, quyền tài sản, quy định xây dựng và quy hoạch, luật môi trường và các quy định

trong bất kỳ luật nào khác có tác động và cần được xem xét trong các hồ sơ dự thầu và hợp đồng thuê dịch vụ; Đàm phán hợp đồng; Các khía cạnh pháp lý về đàm phán lại hợp đồng do các tình huống không lường trước được.

Chuyên môn kỹ thuật: Thông số kỹ thuật và kết quả và tiêu chuẩn dịch vụ cho các dịch vụ được cung cấp; Xây dựng các tiêu chuẩn an toàn và bảo mật và đảm bảo sự tuân thủ của khu vực tư nhân; Đánh giá kỹ thuật các đề xuất và hồ sơ dự thầu; Đánh giá năng lực của các nhà thầu khu vực tư nhân để triển khai dự án và sau đó là vận hành và quản lý; Kiểm soát chất lượng trong quá trình xây dựng, đánh giá rủi ro kỹ thuật và các biện pháp giảm thiểu và sự tuân thủ của nhà thầu; Các chỉ số đo lường hiệu suất phù hợp và hệ thống giám sát để xác định kết quả thực hiện của nhà cung cấp dịch vụ.

Chuyên môn quản lý dự án: Quản lý hợp đồng; Giám sát chất lượng dịch vụ và tuân thủ của nhà thầu; Giám sát hiệu suất; Quản lý quan hệ đối tác.

Nguồn: UNESCAP (2008).

án PPP y tế. *Phương thức hỗ trợ trực tiếp* nghĩa là chính phủ cam kết hỗ trợ tài chính trực tiếp cho một doanh nghiệp dự án PPP như cấp đất hoặc thiết bị, miễn lệ phí và nghĩa vụ thuế, cấp vốn vay hoặc trợ cấp vốn trả trước, thanh toán dựa trên đầu ra trên mỗi đơn vị/người sử dụng dịch vụ. Ví dụ, Chính phủ và các bang Ấn Độ có thể cung cấp cho các dự án PPP y tế khoản tài trợ khoảng trống tài chính lên tới 20% tổng chi phí dự án, cũng như trợ cấp dựa trên đầu ra của các dịch vụ y tế được lựa chọn cho người nghèo, v.v. *Hỗ trợ dự phòng* nghĩa là chính phủ đảm nhận một số nghĩa vụ nợ tiềm tàng như bảo lãnh theo yêu cầu còn lại trên một mức quy định hoặc tỷ giá hối đoái còn lại trong một phạm vi nhất định, các khoản bồi thường, cam kết thanh toán, bảo lãnh vay hoặc các cơ chế tăng cường tín nhiệm khác. Trong chương trình PPP y tế của Thổ Nhĩ Kỳ, Chính phủ đảm bảo thanh toán tiền thuê, số lượng bệnh nhân, trả nợ và bồi thường trong trường hợp chấm dứt trước hạn (Nhóm Ngân hàng Thế giới 2017).

Năng lực khu vực công và khả năng quản lý hợp đồng

Nhiều chính phủ cũng đang dần nhận biết được rằng xây dựng các mối quan hệ đối tác công tư là một công việc đầy thách thức. Khảo sát PPP của UNESCAP cũng xác nhận thực tế này, trong đó kiến thức và năng lực hạn chế liên quan đến PPP[3] được xác định là một trở ngại lớn cho sự phát triển mô hình PPP[4] (Hình 2.2).

Để giải quyết vấn đề này, tại các quốc gia có các chương trình PPP lớn, các đơn vị quản lý PPP đã phối hợp với các cơ sở đào tạo trong nước để cùng xây dựng các chương trình đào tạo tập huấn về PPP cho các cán bộ công chức. Các tổ chức đa phương (Ngân hàng Thế giới, Ngân hàng Phát triển Châu Á, Liên Hợp Quốc, Quỹ Tư vấn Cơ sở hạ

HÌNH 2.2
Những trở ngại với PPP ở khu vực Châu Á – Thái Bình Dương

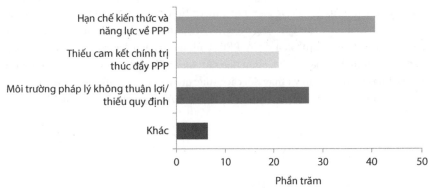

Nguồn: Khảo sát PPP của Ủy ban Kinh tế và Xã hội Liên Hợp Quốc về Châu Á và Thái Bình Dương (UNESCAP).
Ghi chú: PPP = Đối tác công tư.

tầng công - tư) cũng đã hỗ trợ các chương trình đào tạo về PPP như Khóa học Trực tuyến Mở Đại chúng về PPP và Chương trình Chứng nhận PPP của APMG. Các cán bộ công chức tham gia vào các dự án PPP cần nắm được toàn bộ quá trình và quen thuộc với các vấn đề liên quan đến PPP từ các góc độ khác nhau (UNESCAP 2008). Họ cần phải nắm vững chuyên môn thuộc năm lĩnh vực rộng lớn về lập kế hoạch dự án, tài chính, pháp lý, kỹ thuật và quản lý dự án như được mô tả trong Hộp 2.6.

Việc triển khai thành công các dự án PPP cũng phụ thuộc rất lớn vào việc soạn thảo các thỏa thuận hợp đồng rõ ràng và ràng buộc lẫn nhau. Mặt khác, kinh nghiệm quốc tế cho thấy sự linh hoạt của cả hai bên là chìa khóa để thực hiện dự án PPP y tế, do nhu cầu trong lĩnh vực y tế thay đổi liên tục; các quy định hợp đồng cứng nhắc và không linh hoạt có thể hạn chế các dự án PPP, đặc biệt là các dự án tập trung vào cung cấp dịch vụ y tế. Sự sẵn sàng và khả năng học hỏi từ thất bại cũng như thành công cũng đóng vai trò quan trọng để có quan hệ đối tác công - tư thành công; trong nhiều trường hợp, chia sẻ và học hỏi từ những thất bại có thể khiến cho quan hệ đối tác trở nên mạnh mẽ hơn về lâu về dài. Hợp đồng PPP được thiết kế tốt chỉ có thể đạt được kết quả mong muốn nếu được chính phủ quản lý tốt; quản lý hợp đồng hiệu quả, do đó, cũng là nền tảng cho sự thành công của các dự án PPP.

Mức độ sẵn sàng của khối tư nhân

Sự quan tâm đúng mức của nhà đầu tư, năng lực mạnh mẽ của khu vực tư nhân (cả lợi nhuận và phi lợi nhuận) và mức độ cạnh tranh tối thiểu trong khu vực tư nhân cũng đóng vai trò rất quan trọng để triển khai thành công các dự án PPP. Một yếu tố quan trọng nữa nhằm đảm bảo thực hiện hiệu quả các dự án PPP là sự cần thiết phải xây dựng niềm tin giữa các bên liên quan trong khu vực tư nhân và khu vực công, với trách nhiệm giải trình, tôn trọng lẫn nhau và cam kết đạt được lợi ích chung. Niềm tin được củng cố bởi sự hiểu biết của mỗi bên về các động lực và mục tiêu của bên kia và khả năng truyền đạt thông tin và chia sẻ hiểu biết, kinh nghiệm để thấu hiểu lẫn nhau.

Truyền thông và sự gắn kết của các bên liên quan

Các dự án PPP y tế sẽ thất bại nếu không có sự tham gia của các cán bộ lâm sàng và sự hỗ trợ của các quan chức và người dân. Vấn đề này đặc biệt quan trọng trong dự án chuyển đổi một cơ sở công cộng hiện hữu thành một cơ sở PPP và nếu các quy định lao động và thực tiễn quản lý của khu vực công và tư nhân khác nhau đáng kể (Liên minh châu Âu 2013). Để giải quyết thách thức này, chính phủ và các đối tác tư nhân cần trao đổi cởi mở với cộng đồng, xã hội dân sự, truyền thông và nhân viên y tế về các mục tiêu dự định của dự án PPP. Tính minh bạch, bao gồm cung cấp thông tin về quy trình đấu thầu và lựa chọn nhà đầu tư, và đảm bảo truyền thông mạnh mẽ về việc khai trương cơ sở và thay đổi cách thức quản lý có thể giúp giảm thiểu những lo ngại của công chúng và cán bộ, nhân viên y tế (Abuzaineh và cộng sự 2018).

GHI CHÚ

1. Trang web của Hội đồng Đối tác công-tư Canada (http://www.p3spectrum.ca/project/). Truy cập ngày 12 tháng 8 năm 2019.
2. Quan hệ đối tác công-tư tại Ấn Độ trang web của Vụ Kinh tế thuộc Bộ Tài chính (https://www.pppinindia.gov.in/guidance-material-and-reference-documents).
3. http://www.unescap.org/about.
4. https://blogs.worldbank.org/ppps/building-capacity-public-private-partnerships.

TÀI LIỆU THAM KHẢO

Abuzaineh, N., E. Brashers, S. Foong, R. Feachem, and P. Da Rita. 2018. "PPPs in Healthcare: Models, Lessons and Trends for the Future." Healthcare Public Private Partnership Series No. 4, The Global Health Group, Institute for Global Health Sciences, University of California, San Francisco, and PwC, San Francisco.

ADB, EBRD, IDB, IsDB, MIF, PPIAF, and World Bank Group (Asian Development Bank, European Bank for Reconstruction and Development, InterAmerican Development Bank, Islamic Development Bank, Multi-Lateral Investment Fund, Public-Private Infrastructure Advisory Facility, and World Bank Group). 2016. The APMG Public Private Partnership Certification Guide. Washington, DC: World Bank Group.

Carlos, Oliveira Cruz, and Rui Cunha Marques. 2013. "Integrating Infrastructure and Clinical Management in PPPs for Health Care." Journal of Management in Engineering 29 (4): 471–81.

Comendeiro-Maaløe, Micaela, Manuel Ridao-López, Sophie Gorgemans, and Enrique Bernal-Delgado. 2019. "A Comparative Performance Analysis of a Renowned Public Private Partnership for Healthcare Provision in Spain between 2003 and 2015." Health Policy 123 (2019): 412–18.

European Union. 2013. "Health and Economics Analysis for an Evaluation of the Public Private Partnerships in Healthcare Delivery across EU." European Commission, Brussels.

JICA (Japan International Cooperation Agency). 2016. "Data Collection Survey for Introduction of Japanese Expertise on Hospital PPP Project in Republic of Turkey." JICA, Tokyo.

Sosa Delgado-Pastor, V., E. Brashers, S. Foong, D. Montagu, and R. Feachem. 2016. "Innovation Rollout: Valencia's Experience with Public Private Integrated Partnerships." Healthcare Public-Private Partnerships Series No. 3, The Global Health Group, Global Health Sciences, University of California, San Francisco, and PwC, San Francisco.

UNESCAP (United Nations Economic and Social Commission for Asia and the Pacific). 2008. Public Private Partnerships in Infrastructure Development - A Primer. Bangkok: UNESCAP.

UNESCAP (United Nations Economic and Social Commission for Asia and the Pacific). 2017. "PPP Policy, Legal and Institutional Framework in Asia and the Pacific." UNESCAP, Bangkok.

United Kingdom, National Audit Office. 2010. The Performance and Management of Hospital PFI Contracts. London: National Audit Office. http://www.p3spectrum.ca/project/. Accessed August 12, 2019.

Viswanathan, R., and C. A. Seefeld. 2015. Clinical Social Franchising Compendium: An Annual Survey of Programs: Findings from 2014. San Francisco: The Global Health Group, Global Health Sciences, University of California, San Francisco.

WHO (World Health Organization). 2010a. *Health Systems Financing—The Path to Universal Coverage.* Geneva: World Health Organization.

WHO (World Health Organization). 2010b. *Public-Private Mix for TP Care and Control—A Toolkit.* Geneva: World Health Organization.

Whyle, Eleanor Beth, and Jill Olivier. 2016. "Models of Public Private Engagement for Health Services Delivery and Financing in Southern Africa: A Systematic Review." *Health Policy and Planning* 31: 1515–29.

World Bank. 2017. *Public Private Partnerships Reference Guide—Version 3.* Washington, DC: World Bank.

3 Khuôn khổ cho chương trình PPP y tế ở Việt Nam

GIỚI THIỆU

Phần này đánh giá khung pháp lý và thể chế áp dụng cho chương trình PPP tại Việt Nam, bắt đầu với việc thảo luận về nội dung của các luật, nghị định và thông tư điều chỉnh về PPP tại Việt Nam, làm sáng tỏ định nghĩa về PPP tại Việt Nam và các loại hợp đồng PPP được pháp luật cho phép, so sánh PPP với các mô hình khác có sự tham gia của khu vực tư nhân mà được sử dụng rộng rãi trong lĩnh vực y tế. Tiếp theo là nội dung mô tả về các cơ cấu tổ chức thực hiện cũng như các cơ chế tài chính và trách nhiệm giải trình trong dự án PPP tại Việt Nam ở cấp quốc gia và địa phương.

KHUNG PPP CHUNG

Khung pháp lý và quy định về PPP đang được xây dựng

Hiện không có một văn bản pháp lý thống nhất nào chi phối tất cả các khía cạnh của dự án PPP tại Việt Nam. Thay vào đó, dự án PPP được điều chỉnh bởi nhiều Luật và quy định khác nhau. Các Luật này đề cập đến nhiều vấn đề khác nhau, bao gồm các nguyên tắc đầu tư, quản lý doanh nghiệp, thu hồi và định giá đất, xây dựng, quyền sở hữu tài sản, quy trình PPP và quản lý tài khóa. Ngoài ra, còn có các quy định bổ sung liên quan đến hoạt động của dự án PPP, ví dụ, các quy định về cơ chế ưu đãi của chính phủ, phí cầu đường, kế toán, kiểm toán, thuế, tài chính, quản lý hợp đồng, giám sát, và giải quyết tranh chấp (Ngân hàng Thế giới tại Việt Nam Vietnam và Công ty tư vấn Castalia Limited 2019).

Khung pháp lý và quy định cho PPP vẫn đang được xây dựng. Trong thập kỷ qua, Chính phủ đã ba lần điều chỉnh và sửa đổi khung pháp lý PPP. Năm 2010, Chính phủ ban hành Quyết định 71/2010/QĐ-CP về quy chế thí điểm đầu tư theo hình thức PPP. Năm 2015, Nghị định 15/2015/NĐ-CP về các hình thức đầu tư PPP được ban hành, sau đó được thay thế bằng Nghị định 63/2018/ND-CP năm 2018. Năm 2019, Nghị định 69/2019/NĐ-CP được ban hành để quy định về việc thanh toán cho các dự án Xây dựng - Chuyển giao. Quốc hội hiện đang xem xét dự thảo Luật Đầu tư theo phương thức đối tác công tư và Luật này dự kiến sẽ được ban hành vào năm 2020. Trong mỗi

HÌNH 3.1

Tổng quan khung pháp lý về PPP của Việt Nam

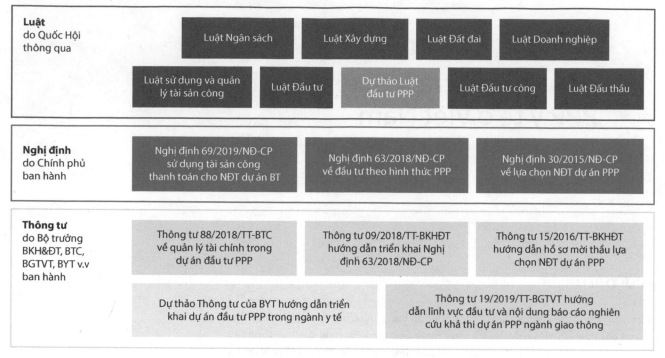

Nguồn: Hình gốc cho ấn phẩm này.
Ghi chú: BT = Xây dựng-Chuyển giao; BTC = Bộ Tài chính; BYT = Bộ Y tế; BGTVT = Bộ Giao thông vận tải; BKH & ĐT = Bộ Kế hoạch và Đầu tư; NĐT = Nhà đầu tư;
PPP = Đối tác công tư.

trường pháp lý đang thay đổi này, Bộ Giao thông Vận tải (BGTVT) là Bộ duy nhất đã ban hành thông tư điều chỉnh các dự án PPP trong ngành này. BYT đã bắt đầu soạn thảo thông tư quy định về các dự án PPP trong lĩnh vực y tế vào năm 2016 nhưng cho đến nay tài liệu này vẫn chưa được hoàn thiện (xem Hình 3.1).

Định nghĩa về PPP và các loại hợp đồng

Nghị định 63/2018/NĐ-CP định nghĩa PPP là "hình thức đầu tư được thực hiện trên cơ sở hợp đồng dự án giữa CQNN có thẩm quyền và nhà đầu tư, doanh nghiệp dự án để xây dựng, cải tạo, vận hành, kinh doanh, quản lý công trình hạ tầng, cung cấp dịch vụ công". Định nghĩa này khác biệt đáng kể so với định nghĩa về PPP của các quốc gia khác (xem Phần "PPP là gì và có đặc trưng như thế nào?").

Nghị định 63/2018/NĐ-CP, cũng như dự thảo Luật đầu tư theo hình thức đối tác công tư quy định tám loại hợp đồng PPP (cũng được đề xuất trong dự thảo Luật Đầu tư PPP), bao gồm:

- Xây dựng - Kinh doanh - Chuyển giao (BOT)
- Xây dựng - Chuyển giao - Kinh doanh (BTO)
- Xây dựng - Chuyển giao (BT)
- Xây dựng - Sở hữu – Kinh doanh (BOO)
- Xây dựng - Chuyển giao - Thuê dịch vụ (BTL)
- Xây dựng - Thuê dịch vụ - Chuyển giao (BLT)
- Kinh doanh - Quản lý (O&M)
- Hỗn hợp

HÌNH 3.2

Áp dụng các hợp đồng PPP ở Việt Nam

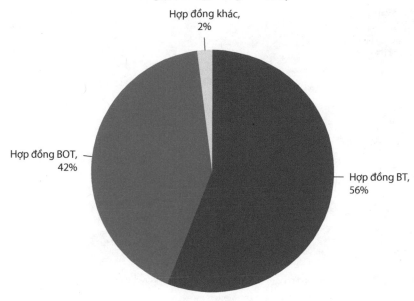

Tổng số 336 hợp đồng PPP đã ký

Nguồn: Bộ Kế hoạch và đầu tư.

Theo thông lệ quốc tế, hợp đồng BT không được coi là một hình thức PPP vì thời hạn hợp đồng tương đối ngắn và khu vực tư nhân chỉ chia sẻ rủi ro và trách nhiệm quản lý ở mức hạn chế. Tuy nhiên, trong môi trường Việt Nam, hợp đồng BT là loại hợp đồng được sử dụng phổ biến nhất, chiếm 188 (tương đương 56 phần trăm) trong số 336 hợp đồng PPP đã ký. Hợp đồng BOT cũng rất phổ biến, chiếm 42 phần trăm tổng số hợp đồng PPP đã ký. Các loại hợp đồng khác bao gồm các hợp đồng BOO, BLT và hợp đồng hỗn hợp BT-BOT chỉ chiếm 2 phần trăm (xem Hình 3.2). Không có bất kỳ hợp đồng BTO, BTL, O&M nào được ký kết.

Định nghĩa về PPP được sử dụng trong Nghị định 63 chỉ đề cập đến các dự án đầu tư. Các dự án PPP dịch vụ phi đầu tư (chẳng hạn như các hợp đồng quản lý và dịch vụ dài hạn "có rủi ro" hoặc hợp đồng nhượng quyền các dịch vụ lâm sàng) không được bao gồm trong Nghị định này. Trên thế giới, PPP bao gồm cả PPP đầu tư (cơ sở hạ tầng) và PPP phi đầu tư (dịch vụ). Dự thảo Luật Đầu tư theo phương thức đối tác công tư cũng vẫn định nghĩa PPP là "hình thức đầu tư" hoặc "dự án cơ sở hạ tầng", và do đó bỏ qua hoặc xem nhẹ PPP các dịch vụ phi đầu tư, vốn phổ biến trong các lĩnh vực xã hội, bao gồm cả y tế. Dự thảo Luật này cũng không đề cập đến định nghĩa về hợp đồng dài hạn, chuyển giao rủi ro và/hoặc trách nhiệm quản lý từ khu vực công sang khu vực tư hoặc thanh toán dựa trên kết quả theo các thông số đã được hai bên thỏa thuận. Điều này gây khó khăn cho việc phân biệt rõ ràng PPP với các hình thức doanh nghiệp công-tư khác ở Việt Nam, bao gồm các hình thức liên doanh, liên kết được thành lập theo chính sách xã hội hóa y tế tại Việt Nam.

Quy trình phát triển PPP

Khung pháp lý hiện tại quy định về quy trình phát triển PPP gồm năm giai đoạn, như được minh họa trong Hình 3.3. Quy trình này cũng tương tự như quy trình phát triển PPP được sử dụng ở các quốc gia khác.

HÌNH 3.3

Quy trình phát triển PPP điển hình tại Việt Nam

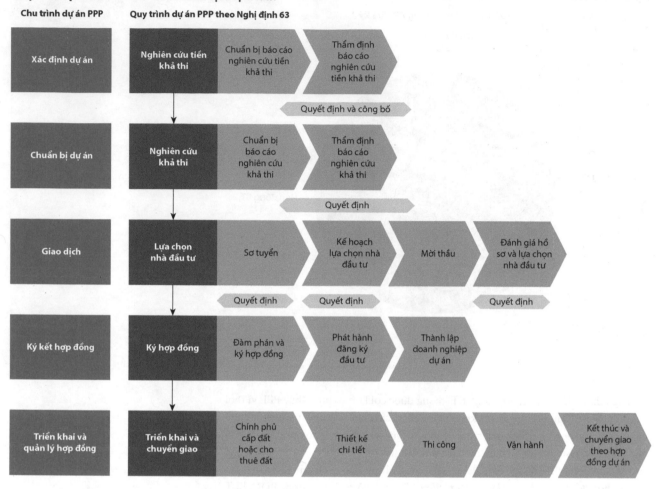

Nguồn: Ngân hàng Thế giới tại Việt Nam và công ty tư vấn Castalia 2019.
Ghi chú: PPP = đối tác công tư.

So sánh khung pháp lý PPP của Việt Nam với các thực hành tốt trên thế giới

Mặc dù còn tồn tại những vấn đề trong chính sách và định chế về PPP như đã nêu trong Chương này, khung PPP của Việt Nam lại được đánh giá cao hơn so với các nước có thu nhập trung bình thấp, ngoại trừ Philippines, Ấn Độ và Trung Quốc. Nếu so sánh với thông lệ tốt nhất được quốc tế công nhận, khuôn khổ pháp lý của Việt Nam đáp ứng được các thông lệ tốt nhất như sau: 77 phần trăm cho giai đoạn chuẩn bị, 77 phần trăm cho giai đoạn đấu thầu, và 66 phần trăm cho giai đoạn quản lý hợp đồng (xem Hình 3.4). Tuy nhiên, vẫn chưa có quy định đầy đủ về quản lý các đề xuất tự nguyện.

So sánh PPP với các công cụ hợp đồng khác cho xã hội hóa y tế tại Việt Nam

Trong khung pháp lý của Việt Nam, có ít nhất 25 loại hợp đồng áp dụng trong lĩnh vực y tế, được quy định trong các văn bản pháp luật khác nhau. Tuy nhiên chỉ những hình thức hợp đồng được nêu trong Nghị định 63/2018/NĐ-CP mới được coi là hợp

HÌNH 3.4

So sánh khuôn khổ pháp lý PPP của một số quốc gia với những thực hành tốt được quốc tế công nhận

Phần trăm thực thành tốt đạt được

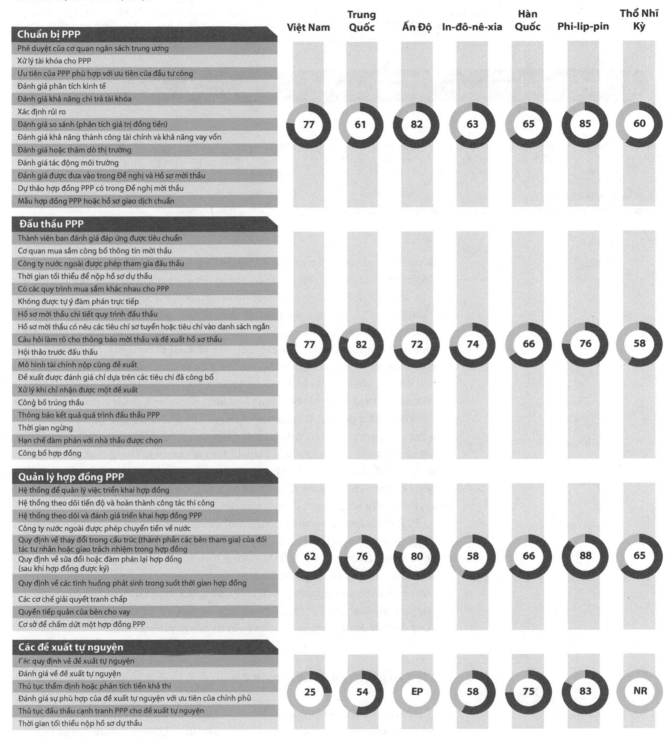

Chuẩn bị PPP
- Phê duyệt của cơ quan ngân sách trung ương
- Xử lý tài khóa cho PPP
- Ưu tiên của PPP phù hợp với ưu tiên của đầu tư công
- Đánh giá phân tích kinh tế
- Đánh giá khả năng chi trả tài khóa
- Xác định rủi ro
- Đánh giá so sánh (phân tích giá trị đồng tiền)
- Đánh giá khả năng thành công tài chính và khả năng vay vốn
- Đánh giá hoặc thăm dò thị trường
- Đánh giá tác động môi trường
- Đánh giá được đưa vào trong Đề nghị và Hồ sơ mời thầu
- Dự thảo hợp đồng PPP có trong Đề nghị mời thầu
- Mẫu hợp đồng PPP hoặc hồ sơ giao dịch chuẩn

Đấu thầu PPP
- Thành viên ban đánh giá đáp ứng được tiêu chuẩn
- Cơ quan mua sắm công bố thông tin mời thầu
- Công ty nước ngoài được phép tham gia đấu thầu
- Thời gian tối thiểu để nộp hồ sơ dự thầu
- Có các quy trình mua sắm khác nhau cho PPP
- Không được tự ý đàm phán trực tiếp
- Hồ sơ mời thầu chi tiết quy trình đấu thầu
- Hồ sơ mời thầu có nêu các tiêu chí sơ tuyển hoặc tiêu chí vào danh sách ngắn
- Câu hỏi làm rõ cho thông báo mời thầu và đề xuất hồ sơ thầu
- Hội thảo trước đấu thầu
- Mô hình tài chính nộp cùng đề xuất
- Đề xuất được đánh giá chỉ dựa trên các tiêu chí đã công bố
- Xử lý khi chỉ nhận được một đề xuất
- Công bố trúng thầu
- Thông báo kết quả quá trình đấu thầu PPP
- Thời gian ngừng
- Hạn chế đàm phán với nhà thầu được chọn
- Công bố hợp đồng

Quản lý hợp đồng PPP
- Hệ thống để quản lý việc triển khai hợp đồng
- Hệ thống theo dõi tiến độ và hoàn thành công tác thi công
- Hệ thống theo dõi và đánh giá triển khai hợp đồng PPP
- Công ty nước ngoài được phép chuyển tiền về nước
- Quy định về thay đổi trong cấu trúc (thành phần các bên tham gia) của đối tác tư nhân hoặc giao trách nhiệm trong hợp đồng
- Quy định về sửa đổi hoặc đàm phán lại hợp đồng (sau khi hợp đồng được ký)
- Quy định về các tình huống phát sinh trong suốt thời gian hợp đồng
- Các cơ chế giải quyết tranh chấp
- Quyền tiếp quản của bên cho vay
- Cơ sở để chấm dứt một hợp đồng PPP

Các đề xuất tự nguyện
- Các quy định về đề xuất tự nguyện
- Đánh giá về đề xuất tự nguyện
- Thủ tục thẩm định hoặc phân tích tiền khả thi
- Đánh giá sự phù hợp của đề xuất tự nguyện với ưu tiên của chính phủ
- Thủ tục đấu thầu cạnh tranh PPP cho đề xuất tự nguyện
- Thời gian tối thiểu nộp hồ sơ dự thầu

Nguồn: Ngân hàng Thế giới 2018

Ghi chú: EP = không cho phép; NR = không quy định; PPP = Đối tác công tư; RFP = hồ sơ mời thầu; USP = đề xuất tự nguyện

HÌNH 3.5

Các hợp đồng PPP và không PPP có thể áp dụng trong ngành y tế Việt Nam

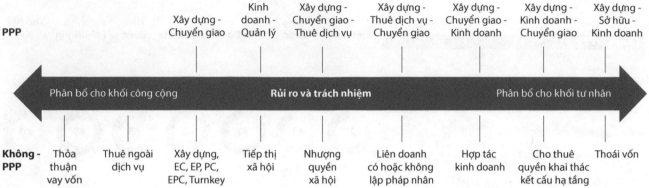

Nguồn: Hình gốc cho ấn phẩm này
Ghi chú: EC = Kỹ thuật - Xây dựng; EP = Kỹ thuật - Mua sắm; EPC = Kỹ thuật - Mua sắm - Xây dựng; PC = Mua sắm - Xây dựng; PPP = public-private partnership.

đồng PPP, mặc dù một trong số đó - hợp đồng BT - không được quốc tế coi là hợp đồng PPP. Các loại hợp đồng còn lại không được coi là PPP, bất kể khu vực tư nhân chia sẻ trách nhiệm và rủi ro ở mức độ nào (xem Hình 3.5). Trong số các hợp đồng không phải PPP, hợp đồng liên doanh, liên kết và hợp đồng hợp tác kinh doanh được các cơ sở y tế công lập sử dụng phổ biến nhất để huy động nguồn vốn tư nhân nhằm mục đích cung cấp cơ sở hạ tầng và dịch vụ y tế. Luật sử dụng và quản lý tài sản công cho phép các đơn vị sự nghiệp khu vực công tham gia hợp đồng PPP hoặc hợp đồng liên doanh, liên kết với các đối tác tư nhân, trong khi đó, Luật Đầu tư cho phép các nhà đầu tư tư nhân ký kết hợp đồng PPP hoặc hợp đồng hợp tác kinh doanh với khu vực công. Mặc dù hợp đồng hợp tác kinh doanh không chia sẻ quyền sở hữu, hợp đồng liên doanh, liên kết có thể dẫn đến việc thành lập một công ty do cơ sở y tế công lập và đối tác tư nhân cùng điều hành để thực hiện dự án. Trong thực tế, một số hợp đồng liên doanh cũng có các đặc điểm giống như hợp đồng PPP, chẳng hạn như hợp đồng dài hạn, chuyển giao đáng kể rủi ro, trách nhiệm cho khu vực tư nhân và thanh toán dựa trên kết quả cho công ty chủ đầu tư dự án.

PPP chỉ là một trong nhiều công cụ tài chính và quy định mà chính phủ có thể sử dụng để huy động nguồn lực và chuyên môn từ khối tư nhân nhằm mở rộng tính sẵn có và nâng cao chất lượng dịch vụ, và đảm bảo cho tất cả mọi người dân hưởng lợi từ những sự cải thiện về y tế[1]. PPP là công cụ hợp đồng. Các công cụ tài chính khác (thuế, cho vay, v.v.) có thể được kết hợp để tăng cường khả năng tài chính cho dự án PPP, các công cụ quy định (giấy phép, giám sát chất lượng, công khai thông tin, biểu giá, v.v.) cũng được áp dụng trong giai đoạn vận hành của hợp đồng PPP.

TỔ CHỨC TRIỂN KHAI PPP Y TẾ

Việt Nam áp dụng mô hình quản lý phân cấp cho các dự án PPP, trong đó quyền hạn được chuyển từ chính quyền trung ương sang các CQNN có thẩm quyền bao gồm các bộ, ngành chủ quản và chính quyền địa phương. Nghị định 63/2018/NĐ-CP xác định các vai trò sau đây đối với các tổ chức quốc gia và cấp tỉnh: Ban chỉ đạo cấp quốc gia chịu trách nhiệm hỗ trợ nhà nước và Thủ tướng Chính phủ chỉ đạo và điều phối các hình thức đầu tư PPP; Văn phòng PPP trực thuộc BKH&ĐT chịu trách nhiệm hỗ trợ Ban chỉ đạo; CQNN có thẩm quyền chịu trách nhiệm ký kết và thực hiện hợp đồng dự án; các đơn vị PPP chịu trách nhiệm quản lý và tổ chức thực hiện các dự án

PPP trong mỗi cơ quan CQNN có thẩm quyền; và Ban quản lý dự án (PMU) chịu trách nhiệm chuẩn bị và triển khai các dự án PPP cụ thể.

Các bộ, ngành của chính quyền trung ương (bao gồm BYT) và chính quyền địa phương, tức là UBND tỉnh, thành phố đóng vai trò là CQNN có thẩm quyền và chịu trách nhiệm xác định, chuẩn bị, mua sắm và thực hiện các dự án PPP theo quyền hạn tương ứng. Vai trò của CQNN có thẩm quyền được trao cho chính quyền địa phương và các bộ, ngành trung ương cho phép họ tăng cường nghĩa vụ của các chính quyền địa phương hoặc bộ, ngành tương ứng đối với các dự án PPP dài hạn vốn phức tạp và gây ra tác động tài chính trong dài hạn đối với chính quyền trung ương. Với cơ chế quản trị phân cấp, mỗi CQNN có thẩm quyền có quyền tự do đưa ra các quy trình phê duyệt của riêng mình, tuân theo các yêu cầu chung của Nghị định về PPP. Các cơ chế tổ chức và vai trò thực hiện các dự án PPP trong lĩnh vực y tế sẽ tiếp tục được thảo luận trong các phần sau.

Ban chỉ đạo quốc gia

Phù hợp với thông lệ quốc tế, Việt Nam có Ban chỉ đạo PPP cấp quốc gia, do một Phó Thủ tướng đứng đầu và bao gồm các quan chức chính phủ cấp cao từ các bộ, ngành và UBND tỉnh, thành phố được chọn[2]. Ban chỉ đạo PPP hoạt động với vai trò như một ban cố vấn cho Thủ tướng về các vấn đề liên quan đến PPP và có các trách nhiệm như sau: (1) nghiên cứu và đưa ra định hướng, kế hoạch và giải pháp chiến lược để triển khai hiệu quả mô hình PPP; (2) hỗ trợ Thủ tướng Chính phủ chỉ đạo, thúc đẩy và phối hợp các hoạt động giữa các Bộ, ngành và chính quyền địa phương trong triển khai mô hình PPP; (3) chỉ đạo các bộ, ngành liên quan xây dựng và hoàn thiện hệ thống văn bản pháp luật; (4) chỉ đạo các bộ, ngành và chính quyền địa phương trong việc xây dựng, trình bày và phê duyệt danh sách các dự án PPP ưu tiên, cũng như cơ chế hỗ trợ tài chính cho các dự án này; (5) chỉ đạo tổng kết, đánh giá và đề xuất xây dựng chính sách pháp lý về PPP[3]. Ban chỉ đạo họp sáu tháng một lần hoặc theo yêu cầu đặc biệt của Trưởng ban. Trong số các thành viên Ban chỉ đạo, vị trí được giao cho Thứ trưởng BYT đã bị bỏ trống một năm nay, sau khi Thứ trưởng trước đó nghỉ hưu. Cho đến nay vị trí này trong Ban chỉ đạo vẫn chưa có người kế nhiệm.

Văn phòng PPP thuộc BKH&ĐT

BKH&ĐT là cơ quan chính chịu trách nhiệm về chính sách và đầu tư theo hình thức đối tác công tư tại Việt Nam. Tuy nhiên, đối thoại PPP trên phạm vi rộng hơn thuộc trách nhiệm của cả BKH&ĐT và BTC, vì các vấn đề chính sách liên quan đến các ngành khác nhau (năng lượng, giao thông, nước, v.v.) và bao gồm cả trách nhiệm của các chính quyền địa phương. Trong BKH&ĐT, Văn phòng PPP được thành lập năm 2012 thuộc Cục Quản lý đấu thầu[4] để hỗ trợ Bộ trưởng BKH&ĐT thực hiện trách nhiệm và điều phối các hoạt động liên quan đến PPP giữa các phòng ban khác nhau của BKH&ĐT. Văn phòng PPP này không phải là một đơn vị hay trung tâm PPP cấp quốc gia, mà đơn giản là một bộ phận của Cục Quản lý đấu thầu. Văn phòng PPP đang tích cực tham gia vào việc phát triển các tài liệu quy định về PPP. Theo yêu cầu của CQNN có thẩm quyền, Văn phòng PPP có thể cung cấp hỗ trợ kỹ thuật về các vấn đề cụ thể (như cho ý kiến về tài liệu dự án, đào tạo, chia sẻ kiến thức). Văn phòng PPP có mười hai nhân viên với năng lực ở nhiều cấp độ khác nhau: tất cả đều đã được đào tạo về PPP ở cấp độ cơ bản trong khi một số nhân viên có kiến thức sâu hơn và một số nhân viên khác đã được đào tạo ở nước ngoài. Tuy nhiên, kinh nghiệm của họ về PPP trong lĩnh vực y tế phần lớn chỉ giới hạn ở việc giới thiệu khung PPP cho các cán bộ quản lý y tế thông qua các hội thảo và hội nghị tập huấn do BYT tổ chức.

Các đơn vị chuyên trách PPP trong các bộ, ngành, bao gồm BYT

Theo khung pháp lý hiện tại, các bộ, ngành chủ quản có thể chỉ định một bộ phận quản lý các dự án PPP hoặc thành lập một bộ phận mới chịu trách nhiệm quản lý các dự án PPP. Cho đến nay, chỉ có BGTVT đã thành lập bộ phận chuyên trách quản lý hoạt động PPP, góp phần vào việc phát triển và thực hiện nhiều dự án PPP trong lĩnh vực này.

BYT đã giao cho Vụ Kế hoạch -Tài chính (Vụ KH-TC) làm đầu mối quản lý các dự án PPP trong lĩnh vực và các hoạt động liên quan đến PPP liên chính phủ. Trong Vụ KH-TC, Phòng Đầu tư chịu trách nhiệm thẩm định dự án PPP, đánh giá dự án và liên lạc với các phòng ban khác và các bệnh viện công cấp trung ương (Hình 3.6).

Nhóm nòng cốt của Phòng Đầu tư bao gồm ba nhân viên chịu trách nhiệm tổng hợp, thẩm định và đánh giá các dự án PPP trong lĩnh vực y tế. Các nhân viên này không được phân bổ toàn thời gian cho hạng mục PPP; thời gian làm việc còn lại được dành cho các hoạt động khác, theo yêu cầu của Phòng Đầu tư. Có rất ít đề xuất dự án PPP được các nhà tài trợ hoặc nhà đầu tư gửi trực tiếp đến BYT. Do đó, nhóm chưa có nhiều kinh nghiệm trong lĩnh vực này. Các cuộc phỏng vấn với nhân viên cho thấy thách thức lớn nhất đối với họ là khung pháp lý về PPP chưa thực sự rõ ràng. Họ cũng nhấn mạnh rằng năng lực lựa chọn dự án vẫn là một khâu rất yếu ở cấp độ Vụ KH-TC/BYT và tại các bệnh viện công.

Tổ chức triển khai PPP ở cấp tỉnh, thành phố

Theo Luật Đầu tư công và Nghị định về PPP, UBND tỉnh, thành phố có thẩm quyền phê duyệt báo cáo NCTKT, quyết định phê duyệt chủ trương đầu tư, phê duyệt báo cáo NCKT và phê duyệt kết quả lựa chọn nhà đầu tư. UBND tỉnh, thành phố có thể ký kết hợp đồng PPP cho các dự án y tế thuộc nhóm A (quy mô 800 tỷ đồng trở lên) và có thể ủy quyền cho Sở Y tế ký hợp đồng cho các dự án y tế thuộc nhóm B (quy mô từ 45 tỷ tới 800 tỷ đồng) và nhóm C (dưới 45 tỷ đồng). Theo chỉ đạo của UBND tỉnh, thành phố, Sở KH&ĐT chịu trách nhiệm phối hợp tổng thể việc triển khai thực hiện dự án PPP. Trách nhiệm bao gồm, nhưng không giới hạn ở:

- Cung cấp hướng dẫn cho các cơ quan chính quyền tỉnh/thành phố có liên quan về việc xác định, lựa chọn dự án, lập và thẩm định NCTKT và NCKT, công bố thông tin các dự án PPP;

HÌNH 3.6
Tổ chức triển khai PPP trong Bộ Y tế

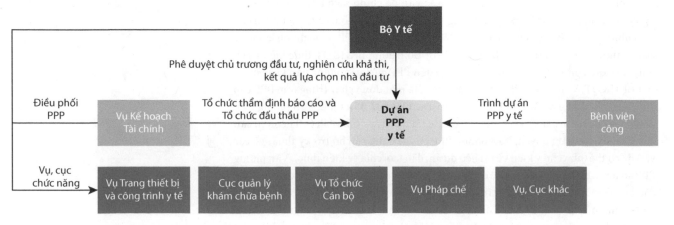

Nguồn: Hình gốc cho ấn phẩm này.
Ghi chú: PPP = Đối tác công tư.

- Lập ngân sách hàng năm và phân bổ ngân sách cho chi phí lập và triển khai các dự án PPP;
- Lập kế hoạch đầu tư hàng năm và năm năm trong đó bao gồm cả tổng vốn góp của chính quyền tỉnh cho các dự án PPP;
- Tổ chức thẩm định và đánh giá các NCTKT và NCKT;
- Thực hiện các giai đoạn đấu thầu theo hình thức PPP để lựa chọn các nhà đầu tư tư nhân;
- Quản lý quá trình triển khai thực hiện các dự án PPP

Đến nay, hai Sở KH&ĐT (một ở Hà Nội và một ở thành phố Hồ Chí Minh) đã thành lập các đơn vị chuyên trách quản lý PPP để thực hiện các hoạt động hàng ngày liên quan đến các dự án PPP. Đơn vị chuyên trách quản lý PPP thuộc Sở KH&ĐT Thành phố Hồ Chí Minh đóng vai trò là đơn vị duy nhất cấp phép và giám sát các dự án PPP, đã góp phần vào việc triển khai thành công các dự án PPP tại Thành phố Hồ Chí Minh. Đơn vị này huy động hỗ trợ kỹ thuật để hỗ trợ các dự án PPP, tham gia xây dựng năng lực PPP và cung cấp thông tin cho các nhà đầu tư và các bên quan tâm khác.

SYT tỉnh, thành phố quản lý việc cung cấp dịch vụ y tế công cộng và tư nhân tại tỉnh, thành phố. Cơ quan này chịu trách nhiệm cấp phép cho các tổ chức và người hành nghề y tế, đánh giá các khía cạnh kỹ thuật của các công nghệ và dịch vụ y tế, điều phối các chuyên gia y tế và hệ thống chuyển tuyến, định giá các dịch vụ y tế và đánh giá chất lượng chăm sóc sức khỏe. Sở Y tế cũng chịu trách nhiệm đánh giá nhu cầu đầu tư của cơ sở vật chất y tế và xây dựng kế hoạch phát triển hệ thống y tế tỉnh/thành phố, trong đó mua sắm theo hình thức PPP có thể được coi là một trong các phương án đầu tư. Ví dụ, tại Thành phố Hồ Chí Minh, SYT và các cơ sở y tế công lập phối hợp với Sở KH&ĐT và đơn vị chuyên trách quản lý PPP lập danh sách chín dự án PPP trong lĩnh vực y tế. Sau khi đấu thầu các dự án PPP trong lĩnh vực y tế, SYT có thể được UBND tỉnh, thành phố ủy quyền ký hợp đồng với doanh nghiệp dự án. Do đó, SYT đóng một vai trò quan trọng trong việc xây dựng và vận hành thành công của các dự án PPP trong lĩnh vực y tế. Cơ chế tổ chức của các dự án PPP y tế tại thành phố Hồ Chí Minh được minh họa trong Hình 3.7.

UBND thành phố Hồ Chí Minh có một tổ chức đặc biệt để kích thích đầu tư tư nhân vào các dự án PPP (bao gồm cả lĩnh vực y tế) là Công ty Đầu tư tài chính nhà nước (HFIC). Đây là nhà tài trợ và cho vay nhiều dự án PPP của thành phố thông qua nhiều phương thức khác nhau: đầu tư trực tiếp vào dự án, cho vay dự án với lãi suất ưu đãi, và cung cấp dịch vụ tài chính và dịch vụ tư vấn đầu tư theo yêu cầu. Hiện HFIC đang hỗ trợ ít nhất hai dự án PPP trong lĩnh vực y tế tại thành phố Hồ Chí Minh. "HFIC có thể làm cầu nối giữa các yếu tố công và tư, giữa các nhà hoạch định chính sách, nhà quản lý với nhà đầu tư và *các tổ chức tài chính trong mô hình PPP.* HFIC sẽ tham gia dưới hình thức đầu tư "vốn mồi" vào doanh nghiệp dự án theo hình thức PPP, liên danh với các đối tác nhằm thu hút các nguồn vốn xã hội hướng vào các dự án hạ tầng cấp thiết"[5].

Trao quyền cho cơ sở y tế và nhà đầu tư tư nhân khởi xướng PPP

Cơ sở y tế công lập hoặc nhà đầu tư tư nhân có thể đề xuất dự án PPP. Từ năm 2002, Chính phủ Việt Nam đã tiến hành cải cách hành chính công trong đó tăng dần mức độ tự chủ về cung ứng dịch vụ, tổ chức, nhân lực và tài chính của các cơ sở y tế công lập[6]. Mục tiêu chính sách chung là để cho bệnh viện tự chủ tài chính, giảm bao cấp cho chi phí vận hành và tăng nguồn thu từ viện phí để bệnh viện có

HÌNH 3.7
Tổ chức triển khai PPP y tế tại thành phố Hồ Chí Minh

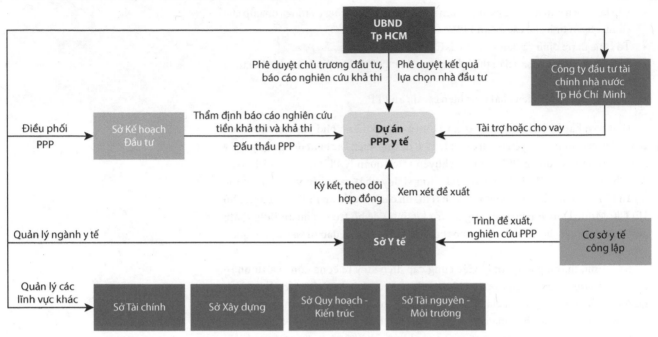

Nguồn: Hình gốc cho ấn phẩm này.
Ghi chú: PPP = Đối tác công tư; TP = Thành phố; UBND = Ủy ban Nhân dân.

thể tự trang trải chi phí. Đến 2018, 27,4 phần trăm bệnh viện công đã tự chủ toàn bộ và 68,4 phần trăm bệnh viện công đã tự chủ một phần chi thường xuyên[7]. Chính sách tự chủ và xã hội hóa cho phép Ban giám đốc cơ sở y tế đề xuất dự án PPP nhằm huy động nguồn lực tư nhân để phát triển tài sản hoặc dịch vụ và tạo thêm nguồn thu. Khảo sát trong nghiên cứu này cho thấy 98 phần trăm người đứng đầu các cơ sở y tế tại nhiều cấp cũng ủng hộ việc triển khai hợp tác công tư trong ngành y tế. Quan điểm của họ cho rằng hợp tác công tư giúp các cơ sở y tế "tự chủ" vượt qua được những hạn chế về tài chính, cơ sở hạ tầng, huy động nguồn lực và quản lý năng lực của khu vực tư, tăng cường khả năng tiếp cận công nghệ và chất lượng dịch vụ, tăng thu nhập cho đội ngũ nhân viên y tế, và tăng cường cạnh tranh với các cơ sở y tế khác.

Khu vực tư đã thể hiện mối quan tâm tương ứng trong việc tăng cường tham gia hợp tác trong ngành y tế, khi họ coi sự phát triển của tầng lớp trung lưu và sự gia tăng thu nhập của người dân Việt Nam là một cơ hội thị trường còn bỏ ngỏ cho các dự án hợp tác công tư trong ngành y tế. Các nhà đầu tư tư nhân có thể đề xuất tự nguyện dự án hợp tác công tư, với điều kiện các dự án này không nằm trong kế hoạch đầu tư trung hạn. Nếu đề xuất tự nguyện được một CQNN có thẩm quyền phê duyệt thì vẫn phải đấu thầu cạnh tranh và buộc phải trải qua một quá trình thử thách (Ngân hàng Thế giới Việt Nam và Ernst and Young 2019): CQNN có thẩm quyền mời các nhà thầu tư nhân khác nộp hồ sơ thầu cạnh tranh, nhưng nhà thầu đưa ra đề xuất đầu tiên sẽ được hưởng lợi thế 5 phần trăm giá đấu thầu[8]. Trong phát triển hạ tầng, khối tư nhân đã thể hiện mối quan tâm lớn. Đối với đối tác công tư, khối tư nhân mong đợi nhiều hơn vào cam kết hợp đồng với chính phủ (do đối tác ký kết hợp đồng là CQNN có thẩm quyền).

CƠ CHẾ TÀI CHÍNH VÀ TRÁCH NHIỆM GIẢI TRÌNH CHO MỘT DỰ ÁN PPP Y TẾ

Nguồn tài chính và cơ chế chi trả

Một dự án PPP Y tế ở Việt Nam có thể huy động nhiều nguồn tài chính qua kết hợp vốn sở hữu và vốn vay. Tỷ lệ vốn sở hữu của nhà đầu tư phải từ 20 phần trăm tổng giá trị đầu tư đối với dự án giá trị lên đến 1.500 tỷ đồng[9]. Công ty nhà nước như HFIC có thể tham gia đầu tư cổ phần. Vốn vay thường do các ngân hàng thương mại cấp do tài chính trái phiếu chưa phổ biến. Nhiều ngân hàng thương mại trong nước đã cam kết các chương trình tín dụng ưu đãi cho các dự án đầu tư trong ngành y tế, ví dụ, VietinBank đã cấp tín dụng trị giá 30.000 tỷ đồng, VietcomBank cấp 30.000 tỷ đồng, BIDV cấp 20.000 tỷ đồng. BIDV đã cấp vốn đầu tư cho dự án mở rộng bệnh viện đa khoa tỉnh Đồng Nai và Bình Định, với nhà đầu tư là tập đoàn Y tế tư nhân Cotec[10]. Nhà đầu tư dự án chấp nhận tài trợ cho dự án PPP dựa trên bảng cân đối tài chính của chính họ thay vì của chính dự án, khi mà công cụ tài chính dự án vẫn chưa phổ biến ở thị trường vốn trong nước. Quyền tiếp quản của bên cho vay trong một số trường hợp như mất khả năng thanh toán được Nghị định về PPP công nhận, và đã được áp dụng cho hầu hết các dự án BOT có vốn đầu tư từ nước ngoài (Hogan Lovells 2015).

Doanh nghiệp dự án PPP được chi trả theo hạng mục khả dụng hoặc "phí dịch vụ". Cách đầu tiên chỉ được áp dụng một số ít hợp đồng BLT/BTL, cách thứ hai được áp dụng trong rất nhiều hợp đồng BOT, BTO, BOO và OM. "Phí dịch vụ" là phương pháp chi trả được sử dụng phổ biến nhất trong ngành y tế Việt Nam. Cơ sở khám chữa bệnh thu phí dịch vụ theo khung giá quy định. Cả BHXH Việt Nam và hộ gia đình chi trả dịch vụ theo khung giá đó. Từ năm 2012, khung giá dịch vụ (do Chính phủ quy định) đã được tăng lên đáng kể nhằm giảm bao cấp và cho phép cơ sở y tế tự chủ tài chính. Cơ chế này tạo động lực để cơ sở y tế tăng cung ứng dịch vụ quá mức. Từ quan điểm của nhà cung cấp dịch vụ vận hành trong cơ chế chi trả theo "phí dịch vụ", càng nhiều dịch vụ được cung cấp thì càng có nhiều nguồn thu và lợi nhuận. Bệnh viện công có thể trích lợi nhuận để tăng thu nhập cho nhân viên. Chính sách xã hội hóa khuyến khích bệnh viện công huy động vốn tư nhân (bao gồm cả chính nhân viên)[11] để đầu tư thiết bị, khu "dịch vụ theo yêu cầu" và thu phí sử dụng thiết bị và dịch vụ tư nhân. Những yếu tố này tạo động lực mạnh mẽ cho bệnh viện công cung cấp những dịch vụ đặt tiền, công nghệ cao, dù không phải lúc nào cũng cần thiết về mặt y tế[12], nhưng được bệnh nhân coi là biểu hiện của chất lượng.

Khung PPP hiện tại không có cơ chế chia sẻ rủi ro về doanh thu. Đơn vị cung cấp dịch vụ y tế có xu hướng kích cầu dịch vụ PPP khi khả năng chi trả của hộ gia đình và tỷ lệ bao phủ BHYT tăng lên. Tổng chi phí y tế của Việt Nam chiếm 5,9 phần trăm GDP, hay 2,8 triệu đồng (129 USD) trên đầu người năm 2016, tương đương với các nước có cùng mức độ thu nhập (Teo et al. 2019). Chi tiêu cho sức khỏe, bao gồm chi trả tiền túi hộ gia đình và BHYT xã hội đang tăng lên đáng kể. Chi trả từ tiền túi hộ gia đình tại nơi khám chữa bệnh duy trì ở mức cao, chiếm 43 phần trăm năm 2015. Bệnh nhân có khả năng chi trả tốt hơn cũng đặt ra kỳ vọng dịch vụ có chất lượng hơn, ít nhất là bằng với chất lượng tại các nước có mức thu nhập tương tự, cũng như cảm nhận của những đối tượng thụ hưởng cho rằng khu vực tư nhân sẽ có thể đáp ứng được những mong đợi về dịch vụ chất lượng. Số liệu không chính thức cho thấy mỗi năm người dân Việt Nam chi trả khoảng 2 tỷ USD[13] cho việc khám và chữa bệnh ở nước ngoài; trong trường hợp bệnh viện công không đủ khả năng đáp ứng nhu cầu của bệnh nhân hoặc chi phí chữa trị tại nước ngoài quá cao, đối tác công tư trong ngành y tế có thể cung cấp dịch vụ y tế cho bệnh nhân có thu nhập trung bình hoặc cao hơn.

Mở rộng bao phủ BHYT, cùng với thực tế rằng các cơ sở y tế tư nhân, xã hội hóa và PPP đều có thể ký hợp đồng với BHXH Việt Nam và được BHXH Việt Nam thanh toán chi phí khám chữa bệnh, là một yếu tố thuận lợi. Tỷ lệ bao phủ BHYT tăng nhanh, từ 13,4 phần trăm năm 2000 (Việt Nam, Bộ Y tế 2007) lên đến 90 phần trăm năm 2019[14], và chi phí do BHYT xã hội tăng trung bình 9 phần trăm một năm. BHYT xã hội cung cấp gói quyền lợi rộng rãi bao gồm hơn 18.000 dịch vụ kỹ thuật và 1.000 thuốc hợp lệ. Cùng với đó, giá dịch vụ do BHYT chi trả cũng tăng mạnh: giá tiêu dùng đối với dịch vụ y tế và dược phẩm tăng 45 phần trăm trong năm 2012 và 56 phần trăm trong năm 2016[15]. Tất cả các yếu tố đó cùng khiến cho y tế trở thành một thị trường hấp dẫn đối với nhà đầu tư tư nhân, dù thông qua phương thức đầu tư trực tiếp hay PPP.

Cơ chế giải trình tài chính

Doanh nghiệp dự án PPP Y tế, giống như các công ty khác kinh doanh tại Việt Nam, phải tuân thủ Tiêu chuẩn Kế toán Việt Nam (TCKTVN) về ghi nhận thu, chi, cân đối, dòng tiền, v.v. TCKTVN được phát triển dựa trên Tiêu chuẩn Báo cáo Tài chính Quốc tế; tuy nhiên, vẫn có những điểm khác biệt giữa hai hệ thống về thuật ngữ, phương pháp áp dụng và phạm vi trình bày. Báo cáo tài chính của doanh nghiệp, vì thế, không phản ánh chính xác giá trị tài sản và các nghĩa vụ theo thực hành quốc tế. Các doanh nghiệp dự án PPP không niêm yết không cần thực hiện kiểm toán nội bộ (trong khi nhiều cơ sở y tế công phải thực hiện)[16], nhưng dự án PPP có thể bị kiểm toán bởi Kiểm toán Nhà nước Việt Nam (KTNN). Cho tới nay, KTNN đã kiểm toán hơn 80 dự án BOT và BT, bao gồm 1 dự án BT trong ngành y tế. Trong nhiều trường hợp, KTNN đã đề nghị giảm tổng giá trị đầu tư của dự án và rút ngắn thời gian hợp đồng.

BHXH Việt Nam là chủ thể quan trọng trong các mối quan hệ giải trình tài chính. BHXH Việt Nam ký hợp đồng với các nhà cung cấp dịch vụ y tế được cấp phép – cả công và tư – chi trả cho những dịch vụ được xác nhận theo mức giá thỏa thuận trên cơ sở phân hạng kỹ thuật. Để hạn chế lạm dụng và gian lận quỹ BHYT, BHXH Việt Nam thiết lập một hệ thống giám định điện tử cho phép rà soát chi tiết các dịch vụ, thuốc, và vật tư mà cơ sở y tế cung cấp. Hệ thống điện tử này kết nối với tất cả nhà cung cấp có ký hợp đồng, cho phép BHXH Việt Nam xử lý hơn 176 triệu hồ sơ với tổng giá trị 98.116 tỷ đồng mỗi năm[17]. Trong khi vai trò giải trình của BHXH Việt Nam chủ yếu là kiểm soát tài chính, hệ thống giám định điện tử có thể ảnh hưởng mạnh mẽ tới mức độ tuân thủ quy định kê đơn và thủ thuật, cũng như trách nhiệm giải trình kết quả của mạng lưới cung ứng dịch vụ, bao gồm các cơ sở PPP.

Cơ chế giải trình kết quả hoạt động

Đáp ứng đòi hỏi của công chúng về tính minh bạch và trách nhiệm giải trình, Nghị định 63/2018/NĐ-CP của Chính phủ đã thiết lập một cơ chế để công bố thông tin trong suốt vòng đời dự án PPP. Công chúng có thể tiếp cận công bố dự án PPP, hồ sơ thầu và thông tin dự án PPP trên mạng đấu thầu quốc gia. CQNN có thẩm quyền cần giám sát nhà đầu tư, doanh nghiệp dự án tuân thủ các nghĩa vụ mô tả trong hợp đồng dự án. Tuy nhiên, không có quy định hay hướng dẫn kỹ thuật nào cho cả khối công và khối tư theo dõi, báo cáo và công bố kết quả hoạt động của dự án theo các Chỉ số kết quả chủ chốt. Vì thế, các hợp đồng dự án PPP hiếm khi thiết lập hệ thống theo dõi kết quả hoạt động một cách hiệu quả và việc chi trả cho đối tác tư nhân khó mà dựa trên kết quả hoạt động.

BYT và các SYT chủ yếu dựa vào quy định, cấp phép và tự đánh giá để đảm bảo chất lượng các cơ sở PPP y tế. Tất cả cán bộ y tế và cơ sở y tế cần phải có giấy phép để hành nghề. Các bệnh viện đang hoạt động phải tự đánh giá chất lượng theo 83 tiêu chí chất lượng bệnh viện của BYT, trong đó phần lớn các tiêu chí phản ánh chất lượng cấu trúc và dịch vụ phi lâm sàng, sau đó báo cáo cho cơ quan quản lý y tế xem xét mỗi năm một lần. Các tiêu chí đánh giá dịch vụ y tế dự phòng và chăm sóc sức khỏe ban đầu chưa được xây dựng. Việc đo lường quá trình và kết quả lâm sàng theo các chỉ số kết quả chủ chốt còn ít được thực hiện. Hệ thống kiểm định chất lượng y tế quốc gia chưa phát triển, và chỉ một số bệnh viện tiên phong đã tiến hành kiểm định chất lượng theo tiêu chuẩn quốc tế.

Người bệnh khiến cơ sở y tế giải trình chất lượng bằng cách phàn nàn về dịch vụ thông qua nhiều kênh khác nhau như gặp mặt trực tiếp, đường dây nóng với nhà quản lý, hay họp hội đồng người bệnh hàng tuần trong bệnh viện. Người bệnh còn có thể gửi khiếu nại trực tiếp tới cơ quan quản lý y tế (SYT hoặc BYT) hoặc Hội đồng Nhân dân các cấp. Phàn nàn, khiếu nại của người bệnh có thể khiến cơ sở y tế bị thanh tra, phạt tiền hoặc rút giấy phép hoạt động. Người cung cấp dịch vụ có thể phải ra hầu tòa nếu có tai biến y khoa nghiêm trọng xảy ra. Cơ chế xử lý phàn nàn, khiếu nại được quy định trong Luật khám bệnh, chữa bệnh và áp dụng cho cả khối công và khối tư.

GHI CHÚ

1. Nghị quyết số 05/2005/NQ-CP của Chính phủ ngày 18/4/ 2005 về đẩy mạnh xã hội hoá các hoạt động giáo dục, y tế, văn hoá và thể dục thể thao.

2. Quyết định 1624/QĐ-TTg của Thủ tướng Chính phủ ngày 29/10/2012 về việc thành lập Ban chỉ đạo về đầu tư theo hình thức đối tác công tư và Quyết định 2048/QĐ-TTg của Thủ tướng Chính phủ ngày 10/11/2016 về việc kiện toàn Ban Chỉ đạo về đầu tư theo hình thức đối tác công tư.

3. Quyết định 369/QĐ-BCĐPPP về quy chế hoạt động của Ban Chỉ đạo về đầu tư theo hình thức đối tác công tư.

4. Quyết định 392/QĐ-BKHĐT của Bộ trưởng Bộ Kế hoạch và Đầu tư ngày 30 tháng 3 năm 2012 về việc thành lập Văn phòng Đối tác công tư thuộc Cục Quản lý đấu thầu.

5. "PPP góp phần giải bài toán vốn phát triển hạ tầng của TP HCM," HFIC (http://www.hfic.vn/chi-tiet-bai-viet/30738/300/Tin-HFIC/PPP-gop-phan-giai-bai-toan-von-phat-trien-ha-tang-).

6. Nghị định 10/2002 / GM-CP được thay thế bằng Nghị định 43/2006 / ND-CP và Nghị định 85/2012 / GM-CP.

7. Bộ Y Tế. 2019. Báo cáo số 1124 / BC-BYT, ngày 1 tháng 10 năm 2019 về việc thực hiện chính sách và luật pháp tự chủ của bệnh viện công.

8. Nghị định số 30/2015/NĐ-CP ngày 17/3/2015 của Chính phủ quy định chi tiết thi hành một số điều của Luật đấu thầu về lựa chọn nhà đầu tư.

9. Theo Nghị định 63 / ND-CP, tỷ lệ vốn chủ sở hữu của nhà đầu tư được xác định theo các nguyên tắc sau: (1) đối với dự án có số vốn lên tới 1.500 tỷ đồng, tỷ lệ vốn chủ sở hữu không được thấp hơn 20 phần trăm. của phần đó; (2) đối với dự án có số vốn trên 1.5000 tỷ đồng, tỷ lệ vốn chủ sở hữu không được thấp hơn 20 phần trăm đối với phần vốn dưới 1.500 tỷ đồng; và tỷ lệ vốn chủ sở hữu không được thấp hơn 10 phần trăm đối với phần vốn trên 1.500 tỷ đồng.

10. Bệnh viện đa khoa Đồng Nai phần mở rộng https://cotechealthcare.com.vn/bcnh-vien-da-khoa-dong-nai-phan-mo-rong.

11. Theo Nghị định số 69/2008/NĐ-CP, các đơn vị thực hiện huy động xã hội được phép huy động vốn thông qua bán cổ phiếu, vốn góp bởi nhân viên trong đơn vị... để đầu tư xây dựng cơ sở vật chất.

12. Ví dụ, tỷ lệ mổ đẻ tăng nhanh từ 20 phần trăm năm 2011 lên 27,5 phần trăm năm 2014, trong khi tỷ lệ đẻ tại bệnh viện nhà nước tăng từ 69,9 phần trăm lên 78,6 phần trăm trong cùng kỳ. (Dữ liệu từ Tổng cục Thống kê và UNICEF. 2011/2014. Khảo sát cụm nhiều chỉ tiêu của Việt Nam.)

13. Người bệnh chi 2 tỷ USD/năm đi nước ngoài khám chữa bệnh https://tuoitre.vn/nguoi-benh-vn-chi-2-ti-usd-nam-di-nuoc-ngoai-kham-chua-benh-20190115180355785.htm.

14. Số người tham gia bảo hiểm tự nguyện năm 2019 tăng bằng cả thập kỷ https://baodauthau.vn/tai-chinh/so-nguoi-tham-gia-bao-hiem-tu-nguyen-nam-2019-tang-bang-ca-thap-ky-118963.html.

15. Tính từ chỉ số giá dịch vụ của Tổng Cục Thống kê và được trích dẫn trong Teo et al. (2019).

16. Theo Nghị định số 05/2019/NĐ-CP về kiểm toán nội bộ.

17. Hệ thống thông tin giám định bhyt ngày càng hoàn thiện phát huy hiệu quả tốt http://bhxhhn .com.vn/bhxh/he-thong-thong-tin-giam-dinh-bhyt-ngay-cang-hoan-thien-phat-huy-hieu -qua-tot.html.

TÀI LIỆU THAM KHẢO

Hogan Lovells. 2015. "Taking Security in Vietnam." Hogan Lovells International LLP, London.

Teo, H., S. Bales, C. Bredenkamp, and J. Salcedo. 2019. *The Future of Health Financing in Vietnam: Ensuring Sufficiency, Efficiency and Sustainability*. Washington, DC: World Bank.

Vietnam, Ministry of Health. 2007. *Vietnam Health Report 2006*. Ha Noi: Medical Publishing House.

World Bank. 2018. *Procuring Infrastructure Public Private Partnership 2018: Assessing Government Capability to Prepare, Procure, and Manage PPPs*. Washington, DC: World Bank.

World Bank Vietnam and Castalia Limited. 2019. "PPP Legal and Regulatory Framework Assessment Report."

World Bank Vietnam and Ernst and Young. 2019. "Vietnam: National Roadmap to Support PPP Program and Fiscal Risk Management Agenda."

4 Thiết kế và triển khai dự án PPP y tế

GIỚI THIỆU

Chương này sẽ làm rõ những loại dự án PPP Y tế đang được chuẩn bị và triển khai ở Việt Nam. Phần đầu là tổng quan về danh mục dự án. Phần sau xem xét các vấn đề quan trọng trong thiết kế, chuẩn bị và triển khai các dự án PPP Y tế ở Việt Nam, sử dụng tám nghiên cứu trường hợp ở các giai đoạn khác nhau trong vòng đời dự án. Trong số đó, hai dự án đang trong giai đoạn lập kế hoạch, ba trong giai đoạn đấu thầu, một dự án hiện đang được thực hiện, một dự án đã bị chấm dứt và một là mô hình cùng địa điểm (không coi là PPP ở Việt Nam). Các nghiên cứu trường hợp được lựa chọn bao gồm các loại hình PPP khác nhau và có thể được coi là đại diện cho các loại hình PPP trong ngành y tế của Việt Nam do hiện tại có rất ít PPP hiện đang được triển khai. Ngoài mô tả dự án, phần này cũng sẽ đưa ra đánh giá về cơ chế chia sẻ rủi ro, thanh toán và chỉ số thực hiện của mỗi dự án PPP, cùng với các điểm chính rút ra.

DANH MỤC DỰ ÁN PPP Y TẾ - SỐ LƯỢNG VÀ LOẠI HÌNH

Không có danh sách đáng tin cậy tổng hợp các dự án PPP trong lĩnh vực y tế được công bố tại Việt Nam. BKH&ĐT, với tư cách là cơ quan quốc gia chịu trách nhiệm quản lý các dự án đầu tư theo hình thức PPP, đã xây dựng trang web về PPP, trong đó có đưa ra danh sách dự án PPP nhưng không đầy đủ và không cập nhật[1]. Các cơ quan chính quyền tỉnh, thành phố, chẳng hạn như SKH&ĐT có lưu giữ danh sách các dự án PPP trên địa bàn tỉnh; một số tỉnh công bố thông tin về các dự án PPP trên trang web của tỉnh, nhưng phần lớn các tỉnh khác thì không. SKH&ĐT Thành phố Hồ Chí Minh có trang web về PPP[2] và đăng tải danh sách dự án PPP và cập nhật tình trạng dự án cho một số dự án nhất định. Tuy nhiên, thông tin trên trang web này vẫn không đầy đủ, giống như tình trạng trang web của BKH&ĐT. BYT, SKH&ĐT (trừ Thành phố Hồ Chí Minh) và SYT không có trang web hay cung cấp bất kỳ thông tin nào về PPP. Do không có danh sách tập trung các dự án theo kế hoạch, thông tin được trình bày trong chương này được thu thập từ BYT, BKH&ĐT, các chính quyền tỉnh, thành phố và các nhà đầu tư tư nhân.

Theo ước tính của chúng tôi, có 63 dự án thuộc danh sách các dự án PPP trong lĩnh vực y tế. Cần lưu ý rằng con số này bao gồm các dự án mà Chính phủ Việt Nam coi là dự án PPP. Ví dụ, các hợp đồng Xây dựng – Chuyển giao (BT), mặc dù không phải là hợp đồng PPP theo định nghĩa quốc tế, vẫn được đưa vào danh sách này. Các dự án liên doanh, liên kết cũng có thể được đưa vào danh sách này vì các bên đề xuất dự án có thể gắn nhãn các dự án này là dự án "PPP" ở giai đoạn đầu trước khi làm rõ cơ chế chính xác của dự án. Các dự án xuất hiện trong danh sách cũng có thể không nhất thiết phải khả thi (do Việt Nam hiện vẫn chưa áp dụng các tiêu chí sàng lọc dự án PPP). Tuy nhiên, danh sách này vẫn có những lợi ích nhất định khi tìm hiểu về các loại hình hoạt động y tế theo hình thức PPP mà chính quyền địa phương và khu vực tư nhân quan tâm phát triển.

Có rất ít dự án trong danh sách này đi đến giai đoạn đấu thầu và triển khai thực hiện. Từ danh sách 63 dự án PPP y tế này, chúng tôi đã sàng lọc ra số lượng dự án đã hoàn thành ít nhất một bước trong giai đoạn chuẩn bị dự án (xem Phụ lục 4A), cũng như dự án đã đi đến giai đoạn đấu thầu (xem Phụ lục 4B). Sau đó, chúng tôi đã tiến hành phân loại các dự án PPP này theo giai đoạn trong vòng đời dự án PPP, theo CQNN có thẩm quyền, nhà tài trợ, địa điểm, loại hình cơ sở y tế, phạm vi và quy mô dự án. Hình 4.1 trình bày biểu đồ về số lượng dự án đã hoàn thành các bước chính trong vòng đời dự án.

Biểu đồ cho thấy rõ rằng những thành tựu trong việc thực hiện dự án PPP y tế còn rất hạn chế tại Việt Nam, với 8 dự án đã tiến hành giai đoạn đấu thầu trong đó có 4 dự án lựa chọn nhà đầu tư thông qua phương thức chỉ định, 1 dự án đã bị đình trệ do chỉ có một nhà đầu tư tham gia quy trình đấu thầu cạnh tranh, và chỉ có 3 dự án đã ký kết hợp đồng. Các dự án đã ký kết bao gồm một dự án BT xây dựng cơ sở Đại học Y tế Công cộng Hà Nội đã hoàn thành, một dự án Xây dựng – Kinh doanh – Chuyển giao (BOT) bệnh viện 200 giường ở Cà Mau đang hoạt động nhưng cho thấy hiệu quả tài chính kém, và một dự án Xây dựng – Sở hữu – Kinh doanh (BOO) Bệnh viện đa khoa Cẩm Phả ở Quảng Ninh nhưng hiện đã hủy bỏ. Tính đến thời điểm lập Báo cáo này, chỉ có hai dự án đã thực sự bàn giao tài sản hoặc dịch vụ mà họ đã ký hợp đồng thực hiện. Việc không thu hút sự quan tâm của nhà đầu tư tư nhân là lý do quan trọng nhất dẫn đến ít hồ sơ dự thầu đáng tin cậy.

Những kết quả này cho thấy quá trình xử lý các dự án PPP hiện đang gặp phải một số khó khăn nhất định, đặc biệt là trong quy trình đấu thầu. Cụ thể, phỏng vấn với các bên liên quan cho thấy lý do hạn chế sự tham gia của khu vực tư nhân trong quy trình

HÌNH 4.1

Số lượng dự án PPP y tế theo vòng đời dự án

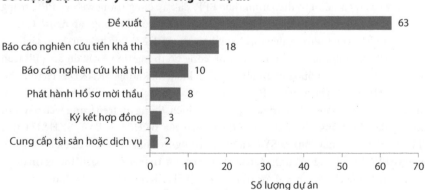

Nguồn: Hình gốc cho ấn phẩm này.
Ghi chú: PPP = Đối tác công tư.

đấu thầu là do các nhà đầu tư tư nhân không nắm bắt được thông tin do tình trạng dự án thiếu công khai thông tin hoặc thiếu minh bạch; các dự án đề xuất đấu thầu không đủ hấp dẫn trên khía cạnh tài chính hoặc kỹ thuật; và các yêu cầu đặt ra cho các nhà thầu không phù hợp hoặc không khả thi, cùng với các nguyên nhân khác.

Để minh họa các loại hình dự án PPP trong lĩnh vực y tế, Bảng 4.1 phân loại các dự án PPP y tế theo CQNN có thẩm quyền, nhà tài trợ, địa điểm, loại hình cơ sở y tế, phạm vi và quy mô dự án.

Mặc dù hiện có rất nhiều dự án công cộng đang kêu gọi đầu tư, hầu hết các dự án y tế vẫn được chuẩn bị dưới dạng đề xuất tự nguyện của khu vực tư nhân. Năng lực cũng như nguồn lực để có thể chuẩn bị các đề xuất tài chính và kỹ thuật một cách chi tiết, chính xác và đầy đủ của các CQNN có thẩm quyền vẫn còn hạn chế. Nội dung thảo luận được thực hiện với BKH&ĐT và chính quyền tỉnh, thành phố trong phạm vi nghiên cứu này cho thấy một điều rõ ràng là hầu hết các dự án được đệ trình đều dựa trên nhu cầu của chính quyền địa phương. Chính quyền địa phương có kiến thức hạn chế về PPP và không có ngân sách để thuê các chuyên gia tư vấn chuyên nghiệp nhằm hỗ trợ họ trong công tác sàng lọc và lựa chọn dự án. Do đó, hầu hết các dự án PPP trong lĩnh vực y tế đều được khu vực tư nhân chuẩn bị dưới dạng các đề xuất tự nguyện.

Khu vực tư nhân dành sự quan tâm rất lớn đến các dự án PPP. Trong số mười tám dự án, chỉ có bốn dự án được chính phủ tài trợ, 13 dự án còn lại có nguồn gốc từ khu vực tư nhân. Mười ba dự án được khu vực tư nhân tài trợ có tổng mức đầu tư là 5,2 nghìn tỷ đồng (226 triệu USD[3]), chiếm 50,5 đến 53,5 phần trăm tổng nguồn vốn của toàn bộ các dự án[4]. Ngoài trừ một dự án, các dự án mà chính phủ tài trợ có số lượng ít hơn và quy mô nhỏ hơn (ví dụ dự án Nhóm B). Chính phủ đang tài trợ cho bốn dự án với tổng mức đầu tư nằm trong khoảng 4,5 nghìn-5,1 nghìn tỷ đồng, thuộc danh mục dự án Nhóm B. Chỉ có duy nhất một dự án là dự án Bệnh viện Đa khoa tại Thành phố

BẢNG 4.1 Số lượng PPP y tế theo CQNN, đơn vị tài trợ, địa điểm, loại hình và quy mô

MỤC	LOẠI HỢP ĐỒNG	BOT	BLT	BOO	BT	KHÁC	TỔNG
CQNN có thẩm quyền	Bộ Y tế	1	1		1		3
	UBND tỉnh, thành phố	7	1	2	4	1	15
Tài trợ	Nhà nước	2	2			1	5
	Tư nhân	6		2	5		13
Địa điểm	Tp HCM, Hà Nội, Đà Nẵng, Hải Phòng	6	2		5		13
	Quảng Ninh, Cà Mau, Bến Tre, Quảng Nam	2		2		1	5
Cơ sở y tế	Bệnh viện	5	2	2	3	1	13
	Phòng khám đa khoa, trạm y tế xã	2					2
	Trung tâm y tế dự phòng				1		1
	Trường y tế	1			1		2
Loại hình	Trang thiết bị				1	1	2
	Cơ sở vật chất	2	2		4		8
	Cơ sở vật chất và dịch vụ tích hợp	6		2			8
Quy mô	Nhóm A (từ 800 tỷ đồng trở lên)		1				2
	Nhóm B (từ 45 tỷ đồng đến 800 tỷ đồng)	6	1	2	5		13
	Nhóm C (dưới 45 tỷ đồng)	2				1	3
Tổng		8	2	2	5	1	18

Nguồn: Bảng gốc cho ấn phẩm này.
Ghi chú: BLT = Xây dựng - Thuê dịch vụ- Chuyển giao; BOO = Xây dựng - Sở hữu – Kinh doanh; BOT = Xây dựng – Kinh doanh - Chuyển giao; BT = Xây dựng-Chuyển giao; TP HCM = Thành phố Hồ Chí Minh; UBND = Ủy ban nhân dân.

Hồ Chí Minh với tổng mức đầu tư chiếm 33,7 phần trăm[5] tổng vốn đầu tư của các cả các dự án PPP này.

BYT là CQNN có thẩm quyền quản lý cho ba dự án (một bệnh viện và hai trường đại học), trong khi đó UBND tỉnh, thành phố đóng vai trò là CQNN có thẩm quyền quản lý trong phần lớn các dự án PPP y tế dù năng lực tài chính và kỹ thuật của hầu hết UBND tỉnh, thành phố đều khá hạn chế. Thành phố Hồ Chí Minh là khu vực có vai trò quan trọng nhất đối với các dự án PPP, cả về số lượng dự án và tổng mức đầu tư. Trong số mười tám dự án, có chín dự án tại Thành phố Hồ Chí Minh với tổng mức đầu tư là 7,4 nghìn tỷ đồng, chiếm 76,1 phần trăm[6] toàn bộ giá trị đầu tư của các dự án. Tuy nhiên, thành phố năng động này lại chưa ký được hợp đồng PPP y tế nào. Hợp đồng PPP y tế đầu tiên (dự án BOT bệnh viện) được ký bởi UBND tỉnh Cà Mau năm 2014 và hợp đồng thứ hai (dự án BOO bệnh viện) được ký bởi UBND tỉnh Quảng Ninh năm 2015.

Hầu hết các dự án PPP y tế có đầu tư lớn vào cơ sở hạ tầng (thiết bị và công trình), mặc dù có tám dự án lồng ghép cung ứng dịch vụ lâm sàng. Không có dự án PPP dịch vụ chuyên khoa hoặc PPP dịch vụ quản lý trong danh mục. Các nhà đầu tư thường ưa thích hợp đồng BT. Trong số bốn dự án hiện đang trong giai đoạn lựa chọn nhà đầu tư, có ba dự án là dự án BT. Nhìn chung, ở Việt Nam, khu vực tư nhân dường như thích cấu trúc hợp đồng BT do họ không phải chịu nhiều rủi ro theo hình thức hợp đồng này và thanh toán không liên quan đến hiệu quả thực hiện dự án. Trong số các dự án không phải BT, chỉ có các dự án BOT đã đạt được tiến độ đáng kể. Cả hai dự án BOO đều kết thúc sớm, còn hai dự án BLT thì đều bị kẹt ở giai đoạn tiền khả thi. Lý do chính cho sự chậm trễ của các dự án phi BOT dường như nằm ở việc thiếu các quy định về triển khai thực hiện đối với các dự án BOO và BLT. Chính quyền địa phương thường do dự trong việc thực hiện các hợp đồng mà thiếu quy định và hướng dẫn rõ ràng từ BKH&ĐT.

CÁC DỰ ÁN PPP TRONG GIAI ĐOẠN CHUẨN BỊ

Nghiên cứu trường hợp 1: Tòa F bệnh viện quận Thủ Đức, thành phố Hồ Chí Minh

Dự án "Tòa nhà F - Khu điều trị y tế của Bệnh viện đa khoa khu vực Thủ Đức" (dự án Thủ Đức) do bệnh viện công đề xuất và được chính quyền thành phố Hồ Chí Minh chuẩn bị dự án. Mục tiêu của dự án là xây dựng khu nhà mới trong khu đất hiện tại của bệnh viện để trở thành cơ sở điều trị y tế hiện đại và chất lượng cao với sức chứa 280 giường. Bệnh viện đã nộp NCTKT cho SKH&ĐT thành phố Hồ Chí Minh vào giữa năm 2018. Tính đến ngày lập Báo cáo này, NCTKT của Dự án Thủ Đức vẫn đang chờ phê duyệt của UBND thành phố Hồ Chí Minh.

Cấu trúc dự án: Bệnh viện đa khoa khu vực Thủ Đức đề xuất triển khai Dự án Thủ Đức theo mô hình BLT, trong đó nhà đầu tư được chọn sẽ tài trợ và xây dựng khu nhà mới. Sau khi hoàn thành giai đoạn xây dựng, Bệnh viện đa khoa khu vực Thủ Đức sẽ cho thuê lại khu nhà mới và trả phí dịch vụ cho công ty chủ đầu tư dự án để bảo trì cơ sở vật chất của khu nhà mới trong thời hạn đề xuất là 22 năm. Bệnh viện sẽ cung cấp dịch vụ y tế trong khu nhà mới này. Hết thời hạn cho thuê, doanh nghiệp dự án sẽ chuyển giao cơ sở vật chất cho bệnh viện công. Tổng mức đầu tư cho Dự án Thủ Đức ước tính khoảng 571 tỷ đồng (khoảng 24 triệu USD), trong đó 30 phần trăm là vốn tự có và phần còn lại sẽ được tài trợ thông qua các khoản vay từ các ngân hàng thương mại. Theo đề xuất của bệnh viện, hợp đồng PPP sẽ được ký kết giữa bệnh viện công và doanh nghiệp dự án (Hình 4.2).

HÌNH 4.2
Cấu trúc dự án Thủ Đức

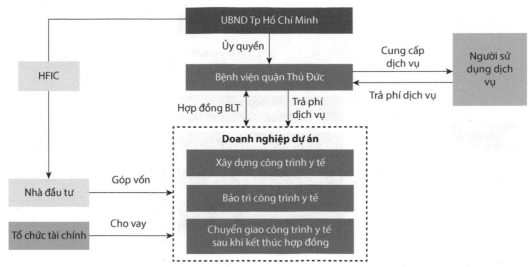

Nguồn: Hình gốc cho ấn phẩm này

Ghi chú: BLT = Xây dựng – Thuê dịch vụ - Chuyển giao; UBND TP = Ủy ban nhân dân thành phố; HFIC = Công ty tài chính và đầu tư nhà nước thành phố Hồ Chí Minh.

Cơ chế chia sẻ và phân bổ rủi ro: Theo hợp đồng BLT, bệnh viện công, với vai trò là nhà cung cấp dịch vụ y tế, sẽ chịu các rủi ro liên quan đến dịch vụ và nhu cầu dịch vụ; trong khi đó, nhà đầu tư tư nhân sẽ chịu các rủi ro liên quan đến thiết kế, xây dựng, vận hành thử, thiết bị và tài chính của cơ sở.

Cơ chế thanh toán, đầu ra và giám sát hiệu quả: Bệnh viện đa khoa khu vực Thủ Đức sẽ trả phí dịch vụ cho nhà đầu tư tư nhân để bảo trì cơ sở vật chất. Các mục tiêu đầu ra của Dự án Thủ Đức bao gồm xây dựng khu nhà mới với công suất thiết kế 280 giường và trang thiết bị y tế mới và hiện đại. Không có chỉ số để giám sát hiệu quả trong báo cáo NCTKT.

Nghiên cứu trường hợp 2: Bệnh viện quận Tân Phú ở Thành phố Hồ Chí Minh

Dự án mở rộng Bệnh viện quận Tân Phú (Dự án Tân Phú) được TWG, một tập đoàn xây dựng của Việt Nam, và Tập đoàn Y khoa Hoàn Mỹ, tập đoàn y tế tư nhân lớn nhất Việt Nam khởi xướng. Dự án này được khu vực tư nhân đề xuất dưới dạng đề xuất tự nguyện. Mục tiêu của dự án là nâng cấp và mở rộng bệnh viện quận Tân Phú từ công suất thiết kế 150 giường lên 500 giường với trang thiết bị y tế mới và hiện đại, nhằm cung cấp dịch vụ y tế chất lượng tốt hơn cho cộng đồng địa phương. Các nhà đầu tư đã nộp NCTKT lần đầu tiên cho SKH&ĐT thành phố Hồ Chí Minh vào tháng 3 năm 2017. NCTKT này đã được sửa đổi một vài lần do những thay đổi về mô hình PPP được đề xuất (từ BOO sang BOT và O&M, và hiện tại là BOT), cũng như những thay đổi trong quy định về PPP (ví dụ, từ Nghị định 15 đến Nghị định 63). Tính đến ngày lập Báo cáo này, NCTKT của Dự án vẫn đang chờ phê duyệt của UBND thành phố Hồ Chí Minh.

Cấu trúc dự án: Các nhà đầu tư đề xuất thực hiện Dự án Tân Phú theo mô hình BOT, trong đó các nhà đầu tư sẽ thiết kế và xây dựng hai tòa nhà mới trên các bãi đất trống thuộc Bệnh viện quận Tân Phú. Sau khi hoàn thành xây dựng, doanh nghiệp dự án sẽ

HÌNH 4.3
Cấu trúc dự án Tân Phú

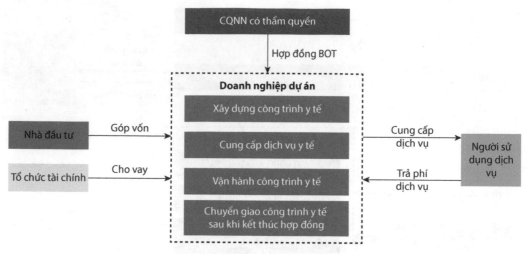

Nguồn: Hình gốc cho ấn phẩm này.
Ghi chú: BOT = Xây dựng – Kinh doanh - Chuyển giao.

vận hành hai tòa nhà bệnh viện mới và cung cấp tất cả các loại hình dịch vụ y tế và thu phí dịch vụ y tế trực tiếp từ người sử dụng (bệnh nhân). Thời hạn đề xuất của dự án là 40 năm. Hết thời hạn hoạt động, doanh nghiệp dự án sẽ chuyển giao hai tòa nhà bệnh viện mới cho CQNN có thẩm quyền. Tổng mức đầu tư cho Dự án Tân Phú ước khoảng 797 tỷ đồng (khoảng 34 triệu USD), trong đó 30 phần trăm là vốn tự có và phần còn lại sẽ được tài trợ thông qua các khoản vay từ các ngân hàng thương mại. Theo NCTKT mới nhất, dự án đề xuất ký kết hợp đồng PPP giữa một cơ quan được UBND thành phố Hồ Chí Minh ủy quyền và doanh nghiệp dự án (Hình 4.3).

Cơ chế chia sẻ và phân bổ rủi ro: Theo mô hình BOT được đề xuất, hầu hết các rủi ro của dự án sẽ do các nhà đầu tư gánh chịu bao gồm rủi ro thiết kế và thi công, rủi ro vận hành thứ cơ sở, rủi ro trang thiết bị y tế, rủi ro tài chính, rủi ro dịch vụ lâm sàng và phi lâm sàng, rủi ro nhu cầu dịch vụ lâm sàng, rủi ro chính trị và rủi ro pháp lý. Chính quyền chỉ chịu rủi ro liên quan đến địa điểm dự án và chia sẻ rủi ro bất khả kháng với các nhà đầu tư tư nhân.

Cơ chế thanh toán, đầu ra và giám sát hiệu quả: Theo mô hình thương mại được đề xuất, các nhà đầu tư sẽ thu phí dịch vụ y tế từ người sử dụng (tức là bệnh nhân) dưới dạng doanh thu. Các mục tiêu đầu ra của Dự án Tân Phú bao gồm nâng cấp và mở rộng Bệnh viện quận Tân Phú từ công suất thiết kế 150 giường lên 500 giường với trang thiết bị y tế mới và hiện đại và cung cấp dịch vụ y tế chất lượng tốt hơn cho người dân địa phương. Không có chỉ số để theo dõi hiệu quả trong NCTKT.

Những điểm chính rút ra từ hai nghiên cứu trường hợp

- Thành phố Hồ Chí Minh có nhu cầu rất lớn về mở rộng và nâng cấp cơ sở vạt chất của bệnh viện công nhằm đáp ứng nhu cầu ngày càng tăng đối với các dịch vụ y tế. PPP dường như là một công cụ hữu ích để bệnh viện công huy động vốn từ các nhà đầu tư tư nhân nhằm mục đích nâng cấp và mở rộng cơ sở vật chất của bệnh viện, do bệnh viện công dự kiến sẽ tự chủ về tài chính và nhận được rất ít hoặc thậm chí không có hỗ trợ từ ngân sách nhà nước.

- Các nhà đầu tư tư nhân rất quan tâm và cũng có đủ năng lực đầu tư vào các dự án y tế theo phương thức PPP. Ví dụ, khi khởi xướng Dự án Tân Phú, các nhà đầu tư tư nhân (Tập đoàn TWG và Tập đoàn Y tế Hoàn Mỹ) nhận thấy cơ hội mở rộng hoạt động kinh doanh thông qua mô hình hợp tác với bệnh viện công vốn đã có cơ sở khách hàng (bệnh nhân) rất lớn, sử dụng chuyên môn hiện có của họ để tài trợ và phát triển cơ sở vật chất dịch vụ y tế chất lượng cao trong khu vực tư nhân.

- Năng lực và mức độ hợp tác giữa các cơ quan chức năng trong thẩm định NCTKT dường như còn hạn chế. Điều này được thể hiện qua quy trình đánh giá và thẩm định kéo dài. Đã gần ba năm kể từ khi các nhà đầu tư tư nhân khởi xướng Dự án Tân Phú, nhưng NCTKT vẫn chưa được phê duyệt.

- Thêm vào đó, có rất ít hướng dẫn nhằm tạo thuận lợi cho việc lựa chọn mô hình PPP y tế phù hợp, đây có thể là một yếu tố góp phần dẫn đến mô hình PPP đề xuất phải thay đổi nhiều lần.

- Việc thiết lập một dự án PPP y tế tích hợp (hoặc PPP cung cấp dịch vụ) gặp rất nhiều khó khăn, do những hạn chế của khung pháp lý và quy định cũng như thiếu hướng dẫn từ cơ quan quản lý. Đối với các cơ quan chức năng, rất khó để đánh giá cơ chế hoạt động phù hợp của doanh nghiệp dự án, quyết định giá dịch vụ y tế và cơ chế làm việc của nhân viên y tế hiện làm việc trong bệnh viện công và trong tương lai cũng sẽ phục vụ tại các khoa hoặc cơ sở được xây dựng bằng vốn đầu tư tư nhân. Mô hình BLT dường như là mô hình ưa thích của bệnh viện công khi triển khai dự án PPP vì nhà đầu tư khu vực tư nhân phải đối mặt với một số hạn chế khi cung cấp dịch vụ y tế trong bệnh viện công. Theo mô hình này, các dịch vụ y tế vẫn sẽ do bệnh viện công cung cấp.

CÁC DỰ ÁN PPP TRONG GIAI ĐOẠN ĐẤU THẦU

Tất cả dự án BT trong ngành y tế đều áp dụng phương thức trao hợp đồng trực tiếp hoặc chỉ định thầu. Một số dự án PPP y tế áp dụng quy trình đấu thầu rộng rãi ở giai đoạn đầu nhưng đã chuyển sang chỉ định thầu do chỉ có một nhà đầu tư vượt qua vòng sơ tuyển. Cần lưu ý rằng tình trạng này cũng phổ biến trong các lĩnh vực khác. Ví dụ, 74 trong số 75 dự án PPP giao thông trong giai đoạn 2002 - 2017 được chỉ định thầu[7]. Sau khi sửa đổi khung PPP vào năm 2018, chỉ có 31 phần trăm dự án PPP áp dụng phương thức đấu thầu cạnh tranh trong nước. Chỉ có một nhà đầu tư vượt qua giai đoạn sơ tuyển là lý do chính để các cơ quan mời thầu chuyển từ phương thức đấu thầu cạnh tranh rộng rãi trong nước sang chỉ định thầu[8].

Nghiên cứu trường hợp 3: Dịch vụ máy CT Scanner ở bệnh viện Nguyễn Đình Chiểu

Bệnh viện đa khoa Nguyễn Đình Chiểu tại tỉnh Bến Tre đã đề xướng dự án liên doanh, liên kết để cung cấp máy CT scanner 128 lát cắt. Chi phí đầu tư dự án là 27 tỷ đồng (1,6 triệu USD), trong đó bệnh viện sẽ đóng góp cơ sở vật chất và nhân lực hiện có với giá trị 1 tỷ đồng (43.000 USD) trong khi nhà đầu tư tư nhân sẽ đóng góp một máy quét CT scanner 128 lát cắt mới trị giá 26 tỷ đồng (1,57 triệu USD). Nhà đầu tư được chọn sẽ tài trợ, lắp đặt, chuyển giao máy quét CT scanner 128 lát cắt mới đến bệnh viện, sau đó bảo trì và sửa chữa thiết bị trong 10 năm. Bệnh viện sẽ chịu trách nhiệm về cơ sở vật chất, vật tư tiêu hao, nhân viên và vận hành máy CT Scanner. Doanh thu dự án sẽ được bệnh viện thu từ phí của người dùng cho các dịch vụ chẩn đoán hình ảnh. Lợi nhuận sẽ được chia sẻ với bệnh viện với tỷ lệ tối thiểu 15 phần trăm trong 4 năm đầu, 20 phần trăm trong 3 năm tiếp theo và 35 phần trăm trong 3 năm cuối. UBND tỉnh Bến Tre đã phê duyệt chủ trương đầu tư theo Quyết định 1804/QĐ-UBND ngày 31/8/2018.

HÌNH 4.4
Cấu trúc của dự án BTO dịch vụ thiết bị

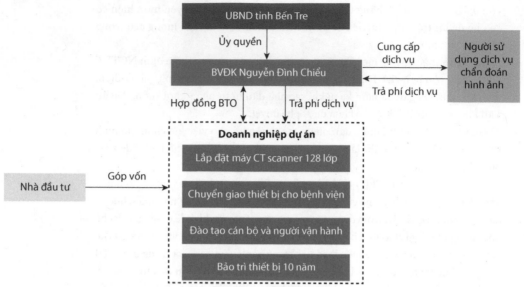

Nguồn: Hình gốc cho ấn phẩm này
Ghi chú: BTO = Xây dựng - Chuyển giao – Kinh doanh; UBND = Ủy ban nhân dân; CT scaner = máy chụp cắt lớp vi tính.

Vào năm 2018, Bệnh viện đã đề xuất áp dụng mô hình O&M nhưng sau đó chuyển sang mô hình BTO vào đầu năm 2019 (xem Hình 4.4). Dự án áp dụng phương thức đấu thầu rộng rãi trong nước để lựa chọn nhà đầu tư theo phương thức đấu thầu PPP lần đầu tiên được sử dụng trong một dự án liên doanh, liên kết về thiết bị. Đơn vị tư nhân đề xuất tỷ lệ chia sẻ lợi ích cao nhất với bệnh viện thông qua phương thức đấu thầu rộng rãi trong nước sẽ được chọn. Vào giữa năm 2019, có ba nhà đầu tư tư nhân vượt qua vòng sơ tuyển. Tuy nhiên, không rõ lý do nào đó, bệnh viện lại quay về mô hình O&M và tuyển chọn lại nhà đầu tư thông qua đấu thầu rộng rãi trong nước vào cuối năm 2019.

Nghiên cứu trường hợp 4: Các cơ sở chăm sóc sức khỏe ban đầu ở tỉnh Quảng Nam

SYT Quảng Nam đã chấp thuận đề xuất dự án nâng cấp phòng khám đa khoa khu vực và trạm y tế xã thông qua hình thức PPP (dự án chăm sóc sức khỏe ban đầu) vào năm 2017 và được UBND tỉnh Quảng Nam chấp thuận chủ trương vào tháng 6 năm 2018. Tổng vốn đầu tư dự án là 28,3 tỷ đồng (1,2 triệu USD) và loại hợp đồng được đề xuất là BOT. Khu vực tư nhân sẽ chịu trách nhiệm cải tạo, trang bị và bảo trì hai cơ sở khám chữa bệnh cũng như nhân sự với chuyên môn khám, chữa bệnh (KCB) bổ sung để cung cấp dịch vụ y tế cho người dân. Doanh thu dự án sẽ được thu từ phí của người dùng cho các dịch vụ theo biểu giá thông thường. Khu vực công sẽ chuyển giao các dịch vụ chẩn đoán và điều trị cho khu vực tư nhân nhưng vẫn duy trì các chức năng y tế dự phòng và tiếp tục trả lương cho nhân viên y tế nhà nước tại các cơ sở khám chữa bệnh của dự án. Cấu trúc dự án được minh họa trong Hình 4.5.

Dự án đã tổ chức đấu thầu rộng rãi trong nước vào tháng 11 – 12 năm 2018. Tuy nhiên, chỉ có một nhà thầu vượt qua vòng sơ tuyển. Do đó, UBND tỉnh Quảng Nam đã quyết định lựa chọn nhà đầu tư tư nhân thông qua phương thức

HÌNH 4.5

Cấu trúc dự án chăm sóc sức khỏe ban đầu

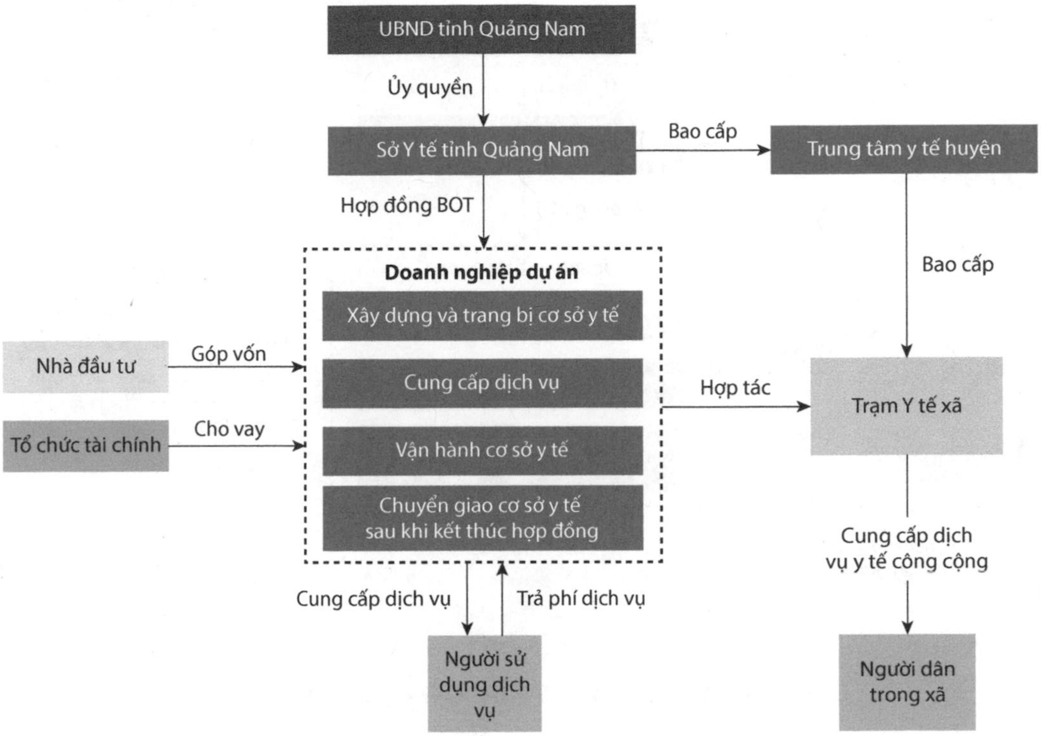

Nguồn: Hình gốc cho ấn phẩm này.
Ghi chú: BOT = Xây dựng – Kinh doanh - Chuyển giao; UBND = Ủy ban nhân dân.

tuyển chọn từ nguồn duy nhất với thời hạn hợp đồng đề xuất lên tới 47 năm sau khi hoàn thành giai đoạn thi công.

Nghiên cứu trường hợp 5: Ký túc xá sinh viên của Đại học Y Dược Hải Phòng

Đại học Y Dược Hải Phòng đề xuất xây dựng ký túc xá sinh viên mới thông qua hợp đồng BOT. Khu vực tư nhân sẽ chịu trách nhiệm xây dựng, vận hành và bảo trì ký túc xá và cung cấp dịch vụ lưu trú cho sinh viên. Trường đại học có trách nhiệm giải phóng mặt bằng để xây dựng ký túc xá và quản lý sinh viên của trường. Doanh thu dự án sẽ được thu từ phí dịch vụ của người dùng. Cấu trúc dự án được minh họa trong Hình 4.6. Năm 2018, BYT đã phê duyệt các báo cáo NCTKT và NCKT, đồng thời ủy quyền cho Đại học Y Dược Hải Phòng trở thành cơ quan mời thầu. Năm 2019, Đại học Y Dược Hải Phòng đã tổ chức đấu thầu theo phương thức đấu thầu rộng rãi trong nước để chọn nhà đầu tư. Tuy nhiên, không có nhà đầu tư nào tham gia đấu thầu.

Các điểm chính rút ra

Thủ tục đấu thầu chậm, không hiệu quả và, được cho là không có cơ chế quản trị tốt. Nhiều dự án PPP y tế cuối cùng đã được đấu thầu thành công thông qua hình thức chỉ định thầu hoặc tuyển chọn từ nguồn duy nhất, mặc dù một số dự án đã áp dụng quy trình đấu thầu rộng rãi ở giai đoạn đầu. Hầu hết các dự án được đấu thầu có cơ chế đề xuất tự nguyện; quy trình đấu thầu rộng rãi được thực hiện một cách không hiệu quả (Ngân hàng Thế giới 2018).

HÌNH 4.6

Cấu trúc dự án Ký túc xá

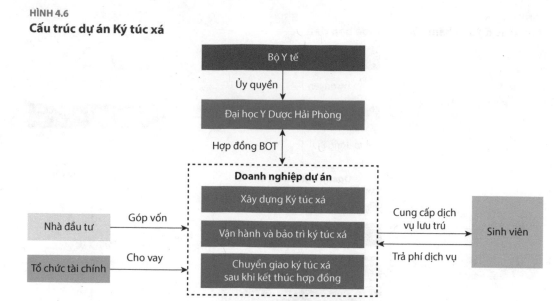

Nguồn: Hình gốc cho ấn phẩm này.
Ghi chú: BOT = Xây dựng – Kinh doanh - Chuyển giao.

CÁC DỰ ÁN PPP TRONG GIAI ĐOẠN TRIỂN KHAI

Nghiên cứu trường hợp 6: Dự án bệnh viện BOT Cà Mau

Dự án BOT của Bệnh viện Cà Mau (Dự án Cà Mau) đã được UBND tỉnh phê duyệt vào năm 2013 và đến đầu năm 2014, hợp đồng BOT đã được ký giữa SYT tỉnh và một nhà đầu tư tư nhân địa phương. Mục tiêu của Dự án Cà Mau là xây dựng tòa nhà bệnh viện 200 giường tại địa điểm hiện tại của Bệnh viện Đa khoa tỉnh Cà Mau - một bệnh viện công 900 giường do SYT quản lý. Bệnh viện tỉnh Cà Mau dự kiến sẽ giảm tình trạng quá tải bệnh viện công với việc bổ sung thêm năng lực từ đầu tư tư nhân. Sau ba năm đi vào hoạt động, do doanh thu dự án thấp hơn nhiều so với dự toán ban đầu và tranh chấp phát sinh liên quan đến chia sẻ lợi nhuận, doanh nghiệp dự án gặp khó khăn về tài chính và đã đề xuất Bệnh viện Đa khoa tỉnh Cà Mau tiếp quản dự án. Bệnh viện Đa khoa tỉnh Cà Mau và SYT ủng hộ phương án này, nhưng thỏa thuận này chưa được chính quyền địa phương phê duyệt.

Cấu trúc dự án: SYT và doanh nghiệp dự án ký kết hợp đồng BOT với thời hạn 30 năm. Doanh nghiệp dự án được miễn thuế sử dụng đất trong thời hạn hợp đồng. Khu vực tư nhân chịu trách nhiệm về tổng vốn đầu tư dự án trị giá 40 tỷ đồng, là chi phí xây dựng và vận hành tòa nhà bệnh viện 200 giường mới, chịu các rủi ro liên quan đến thiết kế cơ sở, thi công, vận hành thử, trang thiết bị và tài chính. Khu vực công - Bệnh viện Đa khoa tỉnh Cà Mau - chịu trách nhiệm cung cấp nhân lực khám chữa bệnh cho bệnh viện BOT và cung cấp các dịch vụ lâm sàng, chịu các rủi ro liên quan đến dịch vụ và nhu cầu dịch vụ. Sau khi hoàn thành giai đoạn thi công, công ty chủ đầu tư dự án sẽ vận hành tòa nhà bệnh viện mới và thu phí dịch vụ y tế trực tiếp từ người sử dụng (ví dụ như bệnh nhân) và một phần thông qua BHYT. Cơ chế chia sẻ lợi nhuận sẽ được áp dụng cho hình thức hợp tác này, theo đó khu vực tư nhân sẽ được hưởng 90 phần trăm lợi nhuận sau thuế, trong khi bệnh viện công sẽ nhận 10 phần trăm lợi nhuận sau thuế. Khi hết thời hạn hoạt động, doanh nghiệp dự án sẽ chuyển giao tòa nhà bệnh viện và trang thiết bị cho khu vực công (Hình 4.7).

HÌNH 4.7

Cấu trúc dự án bệnh viện BOT Cà Mau

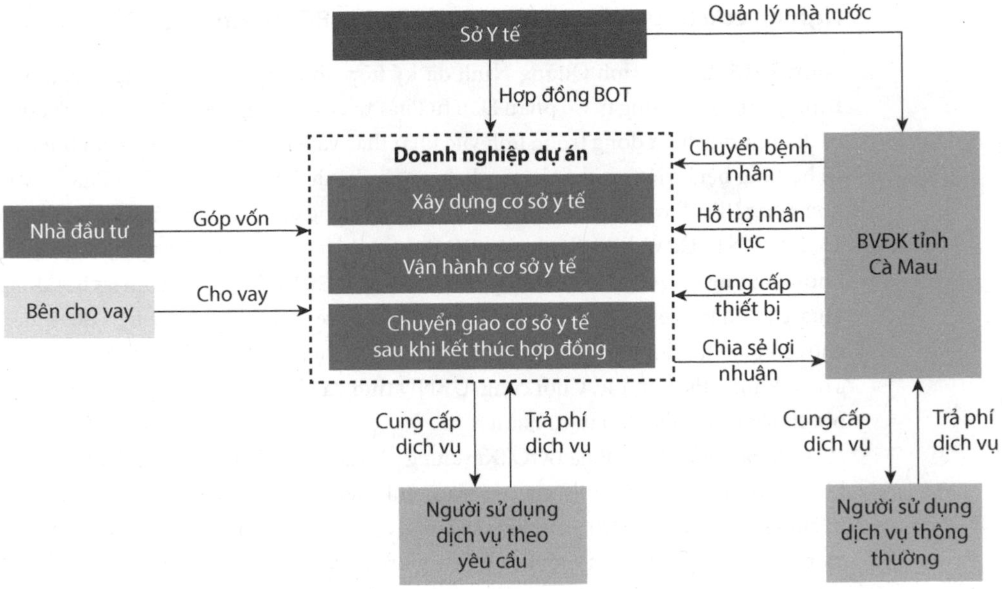

Nguồn: Hình gốc cho ấn phẩm này

Ghi chú: BOT = Xây dựng – Kinh doanh - Chuyển giao.

Cơ chế thanh toán: Theo hợp đồng BOT, doanh nghiệp dự án sẽ thu phí dịch vụ từ bệnh nhân (dưới dạng phí phòng bệnh nhân). Bệnh viện BOT Cà Mau cung cấp dịch vụ tốt hơn so với bệnh viện công gần đó, và do đó tính phí dịch vụ cao hơn. Tòa nhà bệnh viện BOT có đủ điều kiện để thu tiền từ chương trình BHYT của Việt Nam, nhưng người được bảo hiểm phải thanh toán các khoản chi phí chênh lệch mà BHYT không chi trả.

Đầu ra và giám sát hiệu quả: Đầu ra quan trọng của dự án Cà Mau là số giường bệnh được cung cấp, gồm 200 giường. Nhà đầu tư tư nhân chịu trách nhiệm cung cấp giường bệnh và bệnh viện công giám sát việc cung cấp các dịch vụ lâm sàng. Dự án không có chỉ số hoặc hệ thống để giám sát hiệu quả dự án. Những gì doanh nghiệp dự án được yêu cầu báo cáo chỉ là báo cáo tài chính và cơ chế chia sẻ lợi nhuận giữa hai bên.

Các điểm chính rút ra

- Thiếu cơ chế giám sát hiệu quả, tính minh bạch và thực thi việc tuân thủ các nghĩa vụ hợp đồng. Như được trích dẫn trong một nguồn công khai, doanh nghiệp dự án đã áp cho bệnh nhân mức giá cao hơn so với mức giá được quy định trong hợp đồng dự án. Do đó đã dẫn đến tình trạng không minh bạch về lợi nhuận[9], gây ra xung đột giữa khu vực công và khu vực tư. Dự án cũng không có các chỉ số để giám sát hoạt động phi lâm sàng của khu vực tư, cũng như các dịch vụ lâm sàng của khu vực công, khiến dự án trở nên không hiệu quả.

- NCKT của dự án đã không đưa ra được đánh giá chính xác, cụ thể là đánh giá quá cao về nhu cầu và đưa ra các dự toán tài chính ban đầu quá lạc quan, điều đó có thể đã khiến dự án gặp rủi ro tài chính, có thể dẫn đến thất bại. Dự án cần lập kế hoạch cẩn thận, bao gồm cả nguồn vốn đệm để bù đắp tình trạng thiếu hụt tiền mặt trong giai đoạn khó khăn.

DỰ ÁN PPP BỊ CHẤM DỨT

Nghiên cứu trường hợp 7: Dự án bệnh viện BOO Cẩm Phả

Năm 2015, UBND tỉnh Quảng Ninh đã ký hợp đồng BOO (Xây dựng - Sở hữu – Kinh doanh) với Công ty Cổ phần Đầu tư Phát triển Công nghiệp TTP - một nhà đầu tư địa phương hoạt động trong lĩnh vực khai thác và bán lẻ than - nhằm cải thiện cơ sở hạ tầng bệnh viện và chất lượng dịch vụ của Bệnh viện Đa khoa Cẩm Phả. Đây là hợp đồng PPP đầu tiên trong lĩnh vực y tế địa phương được thực hiện theo Nghị định 15/2015/NĐ-CP về PPP. Bệnh viện BOO được thiết kế với 500 giường bệnh và được khởi công ngay sau khi ký kết hợp đồng vào năm 2015. Tuy nhiên, do sự bất đồng giữa các nhân viên y tế[10] và các vấn đề kéo dài về thủ tục pháp lý liên quan đến chuyển giao tài sản công (đất) cho doanh nghiệp dự án theo phương thức BOO, dự án đã không thể tiếp tục. Cuối cùng, UBND tỉnh đã phải chấm dứt dự án mà không bồi thường cho nhà đầu tư tư nhân.

Cấu trúc dự án: Hợp đồng BOO (Xây dựng - Sở hữu - Kinh doanh) của Bệnh viện Đa khoa Cẩm Phả bao gồm việc chuyển giao bệnh viện hiện tại cho nhà đầu tư. Nhà đầu tư chịu trách nhiệm tài trợ, thiết kế, xây dựng, vận hành việc cung cấp dịch vụ lâm sàng và bảo trì cơ sở bệnh viện mới trong thời gian 50 năm. Nhà đầu tư phát triển và xây dựng một bệnh viện mới 13 tầng và hợp nhất với một tòa nhà 4 tầng hiện có, đồng thời cung cấp tất cả hệ thống quản lý cơ sở vật chất cần thiết. Tổng vốn đầu tư cần thiết cho Dự án Cẩm Phả ước tính khoảng 800 tỷ đồng (36 triệu USD). UBND tỉnh Quảng Ninh là cơ quan ký kết hợp đồng (Hình 4.8; Bảng 4.2).

HÌNH 4.8
Cấu trúc dự án bệnh viện BOO Cẩm Phả

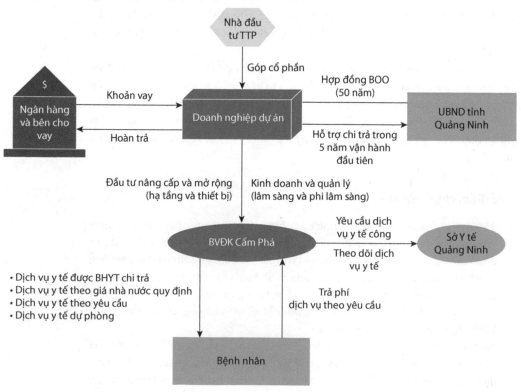

Nguồn: Công ty Tư vấn Monitor.
Ghi chú: BOO = Xây dựng - Sở hữu – Kinh doanh; UBND = Ủy ban nhân dân.

BẢNG 4.2 Trách nhiệm của khối công và khối tư trong hợp đồng PPP

KHU VỰC CÔNG	KHU VỰC TƯ
• Chuyển giao bệnh viện hiện có cho khu vực tư nhân để cải tạo, nâng cấp và quản lý • Thanh toán hàng năm trong 5 năm đầu hoạt động, dựa trên khoản trợ cấp của chính quyền địa phương cho bệnh viện hiện tại, được điều chỉnh theo tỷ lệ lạm phát hàng năm và tình trạng gia tăng số lượng bệnh nhân được BHYT chi trả và được tính theo mức giá của bệnh viện công. • Ưu đãi thuế: Miễn thuế doanh nghiệp trong bốn năm đầu, kể từ năm đầu có phát sinh lợi nhuận và áp dụng thuế suất 10% cho các năm còn lại của hợp đồng dự án	• Huy động vốn và xây dựng bệnh viện mới 500 giường dựa trên thiết kế đã được phê duyệt • Cung cấp tất cả các dịch vụ lâm sàng và phi lâm sàng • Cung cấp dịch vụ y tế dự phòng và kiểm soát dịch bệnh tại huyện Cẩm Phả • Chăm sóc miễn phí cho bệnh nhân đủ tiêu chuẩn • Phân bổ 250 giường bệnh cho bệnh nhân có BHYT • Tuyển dụng và ký hợp đồng với các bác sĩ uy tín từ các bệnh viện trung ương • Tuyển dụng và đào tạo nhân viên y tế trẻ bao gồm bác sĩ và y tá; ký hợp đồng với các trường đại học và cao đẳng y tế để tuyển dụng sinh viên mới tốt nghiệp • Ký hợp đồng với các bệnh viện trung ương về điều trị chuyên khoa và chuyển giao kỹ thuật • Thanh toán các giá trị còn lại của tòa nhà bệnh viện hiện có và trả lại các thiết bị y tế công cộng

Nguồn: Bảng gốc cho ấn phẩm này.

Cơ chế thanh toán: Bệnh viện BOO sẽ cung cấp các dịch vụ y tế cho bệnh nhân được BHYT chi trả; và các dịch vụ khám và điều trị sẽ được tính theo mức giá của bệnh viện công do chính quyền địa phương quy định. Các dịch vụ này hiện đang áp mức giá theo cơ chế thu hồi vốn và một được trợ cấp một phần từ ngân sách chính quyền địa phương. Trong hợp đồng BOO, phần thiếu hụt trong khoản thu hồi vốn vẫn sẽ được chính quyền địa phương hoàn trả trong 5 năm đầu hoạt động. Số tiền được hoàn trả sẽ bằng với mức trợ cấp hiện tại cho bệnh viện, được điều chỉnh theo tỷ lệ lạm phát hàng năm và tình trạng gia tăng số lượng bệnh nhân được BHYT chi trả và được tính theo mức giá của bệnh viện công. Nhà đầu tư tư nhân sẽ hoàn trả cho chính quyền địa phương các giá trị còn lại của tòa nhà bệnh viện đồng thời trả lại tất cả các thiết bị y tế cũ mà chính quyền đã đầu tư cho SYT tỉnh. Nhà đầu tư sẽ chấp nhận rủi ro về nhu cầu và doanh thu mà không có bảo lãnh của chính quyền địa phương. Các dịch vụ y tế theo yêu cầu (áp theo mức giá thị trường hiện hành) dự kiến sẽ tạo ra hơn 50 phần trăm doanh thu của dự án. Gần 50 phần trăm còn lại sẽ đến từ các khoản thanh toán BHYT và các dịch vụ y tế công cộng (tính theo mức giá của bệnh viện công).

Đầu ra và giám sát hiệu quả Theo hợp đồng, SYT sẽ giám sát tất cả các hoạt động khám chữa bệnh của bệnh viện BOO và đặt hàng các dịch vụ chăm sóc sức khỏe công cộng. Tuy nhiên, không có các chỉ số kết quả hoạt động chủ yếu để theo dõi hiệu quả của bệnh viện BOO.

Các điểm chính rút ra

• Đây là bệnh viện PPP tích hợp đầu tiên tại Việt Nam với thiết kế sáng tạo, trong đó khu vực tư nhân chịu trách nhiệm cung cấp tất cả các tài sản và các dịch vụ lâm sàng và phi lâm sàng. Ngoài ra, khu vực tư nhân thậm chí còn chịu trách nhiệm phòng chống dịch bệnh trong huyện.

• Tuy nhiên, trong dự án này khu vực tư nhân phải chịu quá nhiều rủi ro. Các rủi ro đã không được phân bổ hợp lý cũng như giảm thiểu một cách thích hợp giữa hai bên. Khu vực tư nhân chịu các rủi ro về phía cầu (nghĩa là rủi ro liên quan đến nhu cầu khám chữa bệnh) và điều này không được khuyến nghị theo mô hình sức khỏe PPP tích hợp. Khu vực tư nhân cũng phải chịu những rủi ro đáng kể khác, bao gồm những thay đổi về quy định pháp luật và các sự kiện bất khả kháng.

- Ngoài ra dự án cũng không có các chỉ số kết quả chính để giám sát đầu ra dự án. Dự án cũng không quy định các điều khoản và điều kiện hợp đồng cụ thể để đo lường hiệu quả của khu vực tư nhân. SYT cũng không có các chỉ số kết quả chính để giám sát chất lượng dịch vụ y tế của bệnh viện PPP.

- Nhân viên y tế khu vực công là các bên liên quan chính và quan điểm của họ có thể ảnh hưởng đến khả năng triển khai bệnh viện PPP. Mặc dù nhà đầu tư đã đưa ra cơ chế lương thưởng tốt hơn cho các nhân viên của bệnh viện hiện tại, nhưng những vấn đề rắc rối phát sinh từ quyền của nhân viên y tế trong bệnh viện công đã khiến dự án thất bại. Vấn đề không nằm ở việc thiếu cán bộ y tế lành nghề, mà thay vào đó là những xung đột lợi ích liên quan và sự phản đối của các nhân viên y tế công cộng đối với sáng kiến của mô hình PPP.

- Các quy định pháp luật chưa đưa ra quy trình rõ ràng về chuyển giao tài sản công (đất đai, cơ sở vật chất) sang khu vực tư nhân vì lợi ích của các dịch vụ công theo hợp đồng PPP[11].

- Không có cơ chế giải quyết tranh chấp. Theo quan sát, không có cơ chế giải quyết tranh chấp công bằng và minh bạch nào giữa chính quyền địa phương và nhà đầu tư tư nhân được áp dụng khi dự án thất bại.

NGHIÊN CỨU TRƯỜNG HỢP DỰ ÁN LIÊN DOANH (KHÔNG PPP)

Nhìn chung, hợp đồng liên doanh, liên kết phổ biến hơn nhiều so với hợp đồng PPP trong lĩnh vực y tế tại Việt Nam. Chỉ tính riêng trong năm 2017 đã có hơn 185 đề xuất liên doanh, liên kết trong lĩnh vực y tế được triển khai tại Việt Nam, trong khi đó số dự án PPP y tế tính đến nay là rất ít. Trên thực tế, ngay cả trong số ít các dự án PPP đã được triển khai, rất nhiều dự án được thực hiện thông qua các hợp đồng BT, mà, như chúng tôi đã lưu ý, không được quốc tế chấp nhận là các dự án PPP "thực sự". Cơ chế huy động nguồn vốn tư nhân (dưới hình thức liên doanh, liên kết) thông qua chính sách xã hội hóa của chính phủ đã gia tăng đáng kể số lượng trang thiết bị y tế và "dịch vụ theo yêu cầu" do khu vực tư nhân cung cấp trong các bệnh viện công[12]

Hình thức liên doanh đã phát triển rộng rãi với bốn mô hình kinh doanh chính như sau:

- *Cung cấp và bảo trì thiết bị:* Hình thức liên doanh giữa nhà đầu tư tư nhân và cơ sở y tế công lập nhằm lắp đặt, vận hành và bảo trì thiết bị và chia sẻ lợi ích ở tỷ lệ đã thỏa thuận. Nhà đầu tư tư nhân chịu trách nhiệm tài trợ, lắp đặt, bảo trì thiết bị; và đào tạo nhân viên vận hành thiết bị. Bệnh viện công có trách nhiệm vận hành thiết bị để cung cấp dịch vụ và thu phí. BYT hoặc SYT tỉnh, thành phố phê duyệt chủ trương đầu tư.

- *Cung cấp dịch vụ chuyên khoa:* Hợp đồng trung hạn hoặc dài hạn giữa nhà đầu tư tư nhân và cơ sở y tế công lập nhằm cung cấp các dịch vụ chuyên khoa trong cơ sở y tế công lập theo cơ chế chia sẻ lợi ích. Nhà đầu tư tư nhân chịu trách nhiệm tài trợ, thiết kế, thi công, vận hành và quản lý cơ sở; nhân sự, đào tạo, đảm bảo chất lượng; quản lý thương hiệu, chuỗi cung ứng. Các cơ sở y tế công lập cung cấp đất và nhân viên y tế. SYT tỉnh, thành chịu trách nhiệm phê duyệt chủ trương đầu tư và cấp giấy phép hoạt động. Ví dụ điển hình của mô hình kinh doanh này là các phòng tiêm chủng dịch vụ chất lượng cao trong các Trung tâm kiểm soát bệnh tật cấp tỉnh, và mô hình này đã lan rộng khắp cả nước.

- *Xây dựng cơ sở vật chất, vận hành và bảo trì*: Hợp đồng dài hạn (50 năm) giữa nhà đầu tư tư nhân và bệnh viện công nhằm xây dựng cơ sở dịch vụ chất lượng cao trong bệnh viện công theo cơ chế chia sẻ lợi ích. Nhà đầu tư tư nhân chịu trách nhiệm tài trợ, thiết kế, thi công, vận hành và quản lý cơ sở. Nhà đầu tư tư nhân sẽ chuyển giao cơ sở cho bệnh viện công sau khi kết thúc thời hạn hợp đồng. Bệnh viện công có trách nhiệm chia sẻ thương hiệu, đất đai, bệnh nhân và nhân viên của mình. UBND tỉnh, thành phố chịu trách nhiệm phê duyệt chủ trương đầu tư. Mô hình liên doanh, liên kết này đã được áp dụng ở Bệnh viện Đa khoa Khu vực Nghĩa Lộ (tỉnh Yên Bái), trong đó đã huy động được 300 tỷ đồng từ khu vực tư nhân.

- *Bệnh viện "cùng địa điểm, cùng thương hiệu"*: Thỏa thuận giữa nhà đầu tư tư nhân và bệnh viện công nhằm xây dựng bệnh viện cùng địa điểm, cùng thương hiệu với việc thành lập một công ty chủ đầu tư dự án cổ phần trong đó nhà đầu tư tư nhân nắm giữ tỷ lệ cổ phần lớn hơn (60 phần trăm) so với bệnh viện công (40 phần trăm). Mô hình liên doanh, liên kết này được Tập đoàn Cotec - một tập đoàn xây dựng hàng đầu khởi xướng và lần đầu tiên được áp dụng tại Bệnh viện Đa khoa Đồng Nai, như được minh họa trong Hình 4.9.

Nghiên cứu trường hợp 8: Bệnh viện cùng địa điểm, cùng thương hiệu ở Đồng Nai

Dự án đầu tiên của Công ty Cổ phần Đầu tư Cotec Healthcare theo mô hình này là Khu nhà B - Bệnh viện Đa khoa Đồng Nai, khởi công xây dựng năm 2012 và bắt đầu đi vào hoạt động năm 2015. Dự án có quy mô 700 giường bệnh và 41 khoa, phòng với tổng vốn đầu tư là 3.370 tỷ đồng (150 triệu USD) và dự kiến sẽ đạt tiêu chuẩn bệnh viện khách sạn 4 hoặc 5 sao.

HÌNH 4.9

Mô hình kinh doanh của bệnh viện cổ phần cùng địa điểm, cùng thương hiệu

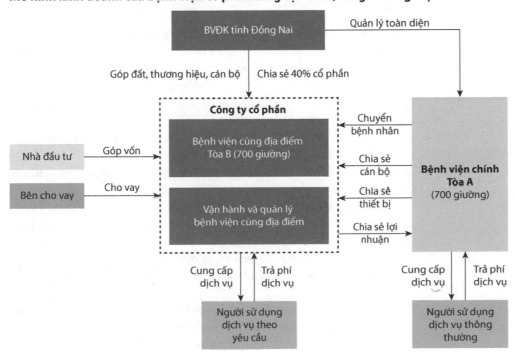

Nguồn: Hình gốc cho ấn phẩm này.
Ghi chú: BVĐK = Bệnh viện đa khoa.

Cấu trúc dự án: Tập đoàn Cotec và Bệnh viện Đa khoa Đồng Nai thành lập một công ty cổ phần có tên gọi Công ty Cổ phần Bệnh viện Đa khoa Đồng Nai. Tập đoàn Cotec góp vốn bằng tiền mặt với tỷ lệ 60 phần trăm. Bệnh viện Đa khoa Đồng Nai đóng góp 40 phần trăm cổ phần dưới dạng giá trị đất, thương hiệu bệnh viện và nhân viên y tế. Lợi nhuận của dự án sẽ được chia sẻ giữa các bên, dựa trên tỷ lệ góp vốn tương ứng của hai bên.

Cơ chế hợp tác dựa trên thế mạnh và lợi thế của mỗi bên. Trong khi Tập đoàn Cotec có kinh nghiệm về xây dựng và tài trợ cho các tòa nhà bệnh viện, bệnh viện công có sẵn quỹ đất tại địa điểm của bệnh viện hiện tại và có thể huy động nhân lực y tế để mở rộng quy mô hoạt động của bệnh viện. Cả khu vực tư nhân và khu vực công đều chịu trách nhiệm về vấn đề khám chữa bệnh. Nhà đầu tư tư nhân chịu trách nhiệm tài trợ, thiết kế, thi công, vận hành và quản lý bệnh viện và doanh nghiệp dự án; và nắm giữ các chức vụ Chủ tịch, Giám đốc điều hành, Giám đốc tài chính. Bệnh viện công có trách nhiệm chia sẻ quỹ đất, thương hiệu, bệnh nhân, trang thiết bị; quản lý và điều hành các hoạt động chuyên môn; cung cấp các chuyên gia y tế; nắm giữ các chức vụ phó chủ tịch, chủ tịch hội đồng chuyên môn, trưởng khoa. UBND tỉnh cung cấp hỗ trợ thông qua việc phê duyệt chủ trương đầu tư và phê duyệt thành lập công ty chủ đầu tư dự án; và miễn hoặc giảm thuế đất, thuế thu nhập. Công ty Cổ phần Bệnh viện Đa khoa Đồng Nai sẽ giám sát và quản lý hoạt động chung của bệnh viện.

Cơ chế thanh toán, đầu ra và giám sát hiệu quả: Doanh thu của dự án dựa trên chi phí thanh toán của bệnh nhân, bao gồm cả bệnh nhân được BHYT chi trả. Tổng số giường bệnh là 700, trong đó chỉ có 70 giường được dành cho bệnh nhân được áp dụng mức giá y tế công cộng bắt buộc, trong khi số giường còn lại áp dụng phí dịch vụ cao hơn (vượt mức BHYT chi trả). Dự án không áp dụng chỉ số kết quả hoạt động chính hoặc hệ thống theo dõi hiệu quả hoạt động của bệnh viện.

Các điểm chính rút ra

- Mô hình đầu tư quy mô lớn của khu vực tư nhân vào một bệnh viện công có thương hiệu là tương đối dễ thực hiện và kết hợp tốt các thế mạnh của khu vực công và nhà đầu tư tư nhân. Mô hình này kết hợp các thế mạnh và lợi thế của nhà đầu tư tư nhân tại địa phương về năng lực thi công và khả năng tài chính với các lợi thế của bệnh viện công (nhân lực y tế và quỹ đất), hướng đến các bệnh nhân có khả năng chi trả cao hơn và không hài lòng với tình trạng quá tải và dịch vụ kém của bệnh viện công.

- Mặc dù mô hình này mang lại lợi ích cho các nhà đầu tư, nhưng dường như không phục vụ lợi ích của người dân. Một trong những nhược điểm và rủi ro khi thực hiện mô hình này là các dịch vụ có mức phí đắt đỏ hơn và do đó, bệnh viện cổ phần có xu hướng tập trung nhiều hơn vào nhu cầu của các bệnh nhân có thu nhập cao. Ngoài ra, theo thỏa thuận liên doanh, liên kết, cả hai bên đều được khuyến khích tối đa hóa lợi nhuận, điều này có thể dẫn đến việc cung cấp dịch vụ quá mức. Bệnh viện công hiện tại phải chia sẻ đội ngũ bác sĩ y khoa lành nghề với khu vực tư nhân, điều này có thể ảnh hưởng đến chất lượng dịch vụ y tế của khu vực công. Có thể không đạt được các mục tiêu chính của dịch vụ y tế công, đó là công bằng, dễ tiếp cận và hiệu quả.

- Tuy nhiên việc xác định mức độ đóng góp của khu vực công vào công ty cổ phần dự án còn gặp khá nhiều thách thức. Rất khó để định lượng giá trị quỹ đất, thương hiệu bệnh viện và nhân lực y tế; vì vậy, tỷ lệ góp vốn giữa các bên sẽ phụ thuộc nhiều vào kết quả đàm phán.

NHỮNG BÀI HỌC CHUNG RÚT RA TỪ CÁC NGHIÊN CỨU TRƯỜNG HỢP

Tám nghiên cứu trường hợp nêu bật những phát hiện chính về mô hình đầu tư PPP trong lĩnh vực y tế so với các hình thức hợp tác công-tư khác ở Việt Nam, đồng thời xác định một số khó khăn trong việc phát triển và triển khai các dự án PPP y tế.

Dù xã hội hóa vẫn là lựa chọn phổ biến trong các hợp đồng hợp tác công-tư, các dự án (không phải PPP) này khó có thể mang lại lợi ích cho các hộ gia đình có thu nhập thấp và các nhóm dân số dễ bị tổn thương ở Việt Nam. Những mô hình xã hội hóa này phần lớn phục vụ nhu cầu của các nhóm dân số có thu nhập trung bình và cao. Mô hình đầu tư tạo doanh thu thường sẽ theo kèm mức phí sử dụng dịch vụ cao hơn (do cơ sở hạ tầng hoặc dịch vụ tốt hơn) so với mức giá do nhà nước quy định thuộc phạm vi hỗ trợ của BHYT, qua đó khuyến khích cung cấp quá mức các dịch vụ chẩn đoán và điều trị nhằm tối đa hóa lợi nhuận. Các cơ sở hạ tầng đầu tư qua các hình thức khác không phải PPP như vậy cũng chủ yếu tập trung tại các trung tâm đô thị, các cơ sở y tế cao cấp hơn và các dịch vụ y tế chuyên khoa, mang lại lợi nhuận, nhằm phục vụ nhóm dân số có thu nhập cao hơn, nới rộng thêm khoảng cách giàu nghèo. Việc huy động nguồn nhân lực y tế để làm việc tại các cơ sở y tế này sẽ khiến giảm chất lượng cung cấp dịch vụ tại các bệnh viện công do nguồn nhân lực y tế vốn đã thiếu hụt. Do đó, các dự án xã hội hóa không áp dụng mô hình PPP có thể làm gia tăng tình trạng bất bình đẳng hiện có trong cung cấp dịch vụ y tế tại Việt Nam, đồng thời làm giảm hiệu quả và chất lượng cung cấp các dịch vụ y tế. Ngược lại, kinh nghiệm ở các nước tiên tiến hơn cho thấy rằng PPP, nếu được thiết kế phù hợp (ví dụ như thông qua các biện pháp tăng cường vốn tự có được ghi trong hợp đồng) và được chính phủ tài trợ (ví dụ như thông qua trợ cấp cho người nghèo và dễ bị tổn thương), có thể được sử dụng như một công cụ hiệu quả để tăng cường công bằng về y tế, đồng thời mang lại sức khỏe tốt hơn và khả năng đáp ứng tốt hơn nhu cầu y tế của người dân.

Vẫn còn có những khó khăn liên quan đến việc chuẩn bị và triển khai các dự án PPP, bao gồm thẩm định, đấu thầu, chia sẻ rủi ro, cơ chế thanh toán và đánh giá kết quả thực hiện. Việc đánh giá, thẩm định các dự án PPP của khu vực công thường mất nhiều thời gian và các đề xuất dự án PPP thường có nhiều thay đổi trong quá trình chuẩn bị dự án. Hoạt động đấu thầu trong các dự án PPP y tế cũng không phù hợp với thông lệ quốc tế tốt. Hầu hết các dự án PPP đều xuất phát từ các đề xuất tự nguyện; ngay cả khi được chính phủ khởi xướng, dự án PPP y tế cuối cùng đã được đấu thầu thành công thông qua hình thức đàm phán trực tiếp hoặc chỉ định thầu, mặc dù một số dự án đã áp dụng quy trình đấu thầu rộng rãi ở giai đoạn đầu. Vấn đề này có nguyên nhân từ những hạn chế về năng lực quản lý khu vực công trong khi các nhà đầu tư tư nhân cũng không thực sự chủ động tham gia đấu thầu các dự án PPP do quy định và thể chế thực hiện còn chưa rõ ràng. Phân bố rủi ro giữa nhà nước và doanh nghiệp tư nhân không được đánh giá và thực hiện phù hợp trong một số trường hợp. Trong nhiều trường hợp, nhà nước chịu ít hoặc không chịu rủi ro; tuy nhiên, trong ít nhất một trường hợp (đầu tư Bệnh viện Cẩm Phả theo hình thức BOO), doanh nghiệp tư nhân chịu quá nhiều rủi ro. Hơn nữa, hầu hết các dự án PPP đều không xây dựng chỉ số giám sát kết quả thực hiện dự án hoặc áp dụng cơ chế thanh toán/ xử phạt dựa trên kết quả thực hiện. Cuối cùng, các dự án PPP y tế tích hợp vẫn chưa được thực hiện nhiều ở Việt Nam, với chỉ một dự án được triển khai đến thời điểm nay; các mô hình BLT (PPP) và các mô hình liên doanh, liên kết (không phải PPP) thường được ưa thích hơn. Những vấn đề này sẽ được phân tích cụ thể hơn trong Chương 5.

Các dự án PPP trong lĩnh vực y tế tại Việt Nam dù ít đường như vẫn là một công cụ hữu ích giúp khu vực công huy động các nguồn lực từ khu vực tư nhân để đáp ứng nhu cầu ngày càng tăng về y tế. Có sự quan tâm rõ ràng của nhà đầu tư và nhu cầu của khu vực công.

PHỤ LỤC 4A: DANH SÁCH CÁC DỰ ÁN PPP VỀ Y TẾ ĐÃ HOÀN THÀNH ÍT NHẤT MỘT BƯỚC TRONG QUÁ TRÌNH CHUẨN BỊ DỰ ÁN

BẢNG 4A.1

STT	TÊN DỰ ÁN	ĐỊA ĐIỂM	HIỆN TRẠNG	NHÀ TÀI TRỢ DỰ ÁN	LOẠI HÌNH	LOẠI DỊCH VỤ	HÌNH THỨC THANH TOÁN	LOẠI HỢP ĐỒNG	NĂM BẮT ĐẦU	LOẠI CƠ SỞ	VỐN (TỶ ĐỒNG)	CƠ QUAN CHỦ QUẢN
1	Đại học Y tế Công cộng Hà Nội	Hà Nội	Đã hoàn thành	Tư nhân	Mới	Cơ sở vật chất	Chính phủ trả bằng đất	BT	2010	Cơ sở đào tạo	644	Bộ YT
2	Xây dựng Bệnh viện Quận 7 - Giai đoạn 2	Tp. HCM	Đang thực hiện trước Nghiên cứu Tiền khả thi	Tư nhân	Mới	Cơ sở vật chất	Chính phủ trả bằng đất	BT	2006	Bệnh viện	270	UBND
3	Xây dựng Bệnh viện Đa khoa Sài Gòn	Tp. HCM	Hiện đang lựa chọn nhà đầu tư	Tư nhân	Mới	Cơ sở vật chất	Chính phủ trả bằng đất	BT	2016	Bệnh viện	1.000	UBND
4	Xây dựng Trung tâm Y tế Dự phòng Quận 7	Tp. HCM	Hiện đang lựa chọn nhà đầu tư	Tư nhân	Mới	Cơ sở vật chất	Chính phủ trả bằng đất	BT	2017	Cơ sở Y tế Dự phòng	99	UBND
5	Nâng cấp, vận hành trạm y tế xã, Quận 3	Tp. HCM	Đang thực hiện Nghiên cứu Tiền khả thi	Tư nhân	Hiện tại	Tích hợp	Người dùng chi trả	BOT	2017	Trạm Y tế xã, phường	117	UBND
6	Tòa 1 - Khu dịch vụ khám chữa bệnh của Bệnh viện Nhi đồng 1	Tp. HCM	Đang thực hiện Nghiên cứu Tiền khả thi	Tư nhân	Mới	Tích hợp	Người dùng chi trả	BOT	2017	Bệnh viện	721	UBND
7	Mở rộng Bệnh viện Quận Tân Phú	Tp. HCM	Đang thực hiện trước Nghiên cứu Tiền khả thi	Tư nhân	Mới	Tích hợp	Người dùng chi trả	BOT	2017	Bệnh viện	797	UBND
8	Xây dựng khu dịch vụ khám chữa bệnh theo yêu cầu của Bệnh viện Quận 2	Tp. HCM	Đang thực hiện trước Nghiên cứu Tiền khả thi	Tư nhân	Mới	Tích hợp	Người dùng chi trả	BOT	2018	Bệnh viện	320	UBND
9	Tòa F - Khu điều trị của Bệnh viện Quận Thủ Đức	Tp. HCM	Đang thực hiện trước Nghiên cứu Tiền khả thi	Chính phủ (bệnh viện công)	Mới	Cơ sở vật chất	Chính phủ chi trả	BLT	2018	Bệnh viện	571	UBND

tiếp tục

BẢNG 4A.1 *tiếp tục*

STT	TÊN DỰ ÁN	ĐỊA ĐIỂM	HIỆN TRẠNG	NHÀ TÀI TRỢ DỰ ÁN	LOẠI HÌNH	LOẠI DỊCH VỤ	HÌNH THỨC THANH TOÁN	LOẠI HỢP ĐỒNG	NĂM BẮT ĐẦU	LOẠI CƠ SỞ	VỐN (TỶ ĐỒNG)	CƠ QUAN CHỦ QUẢN
10	Trung tâm chẩn đoán và điều trị công nghệ cao (500 giường) tại bệnh viện Chợ Rẫy	Tp. HCM	Đang thực hiện trước Nghiên cứu Tiền khả thi	Chính phủ (Bộ Y tế)	Mới	Tích hợp	Chính phủ chi trả	BLT	2018	Bệnh viện	3.277	BYT
11	Ký túc xá trường Đại học Y Dược Hải Phòng	Hải Phòng	Hiện đang lựa chọn nhà đầu tư	Chính phủ (đại học công lập)	Mới	Tích hợp	Người dùng chi trả	BOT	2017	Cơ sở đào tạo	123	BYT
12	Cung cấp thiết bị y tế cho Bệnh viện Sản nhi Đà Nẵng	Đà Nẵng	Đang thực hiện trước Nghiên cứu Tiền khả thi	Tư nhân	Hiện tại	Cơ sở vật chất	Chính phủ trả bằng đất	BT	2017	Bệnh viện	144	UBND
13	Bệnh viện Đại học Công nghệ Y Dược Đà Nẵng	Đà Nẵng	Đang thực hiện trước Nghiên cứu Tiền khả thi	Chính phủ (Bộ Y tế)	Mới	Tích hợp	Người dùng chi trả	BOT	2017	Bệnh viện	315 – 900	BYT
14	Bệnh viện sản khoa giai đoạn 2	Quảng Ninh	Đã ngừng ở giai đoạn nghiên cứu khả thi	Tư nhân	Mới	Tích hợp	Người dùng chi trả	BOO	2017	Bệnh viện	373	.
15	Bệnh viện Đa khoa Cẩm Phả	Quảng Ninh	Đã ngừng ở giai đoạn thực hiện hợp đồng	Tư nhân	Mới	Tích hợp	Người dùng và Chính phủ chi trả	BOO	2015	Bệnh viện	800	UBND
16	Nâng cấp một số cơ sở y tế tại tỉnh Quảng Nam (Phòng khám đa khoa khu vực Đông Quế Sơn và Trạm y tế xã Tam Thanh)	Quảng Nam	Hiện đang lựa chọn nhà đầu tư	Tư nhân	Mới	Tích hợp	Người dùng chi trả	BOT	2018	Phòng khám đa khoa và trạm y tế xã	28	UBND
17	Trung tâm khám chữa bệnh theo yêu cầu tại Bệnh viện Đa khoa Cà Mau	Cà Mau	Đang hoạt động	Tư nhân	Mới	Tích hợp	Người dùng chi trả	BOT	2013	Bệnh viện	40	UBND
18	Máy chụp cắt lớp 128 dãy tại bệnh viện đa khoa Nguyễn Đình Chiểu	Bến Tre	Đang trong giai đoạn đấu thầu	Chính phủ (bệnh viện)	Mới	Thiết bị	Người dùng chi trả	BTO	2019	Bệnh viện	27	UBND

Ghi chú: TP HCM = Thành phố Hồ Chí Minh.

PHỤ LỤC 4B: DANH SÁCH CÁC DỰ ÁN PPP Y TẾ ĐÃ ĐI ĐẾN GIAI ĐOẠN ĐẤU THẦU[13]

BẢNG 4B.1

STT	TÊN DỰ ÁN	ĐỊA ĐIỂM	TÀI TRỢ	LOẠI HỢP ĐỒNG	PHƯƠNG PHÁP ĐẤU THẦU	GHI CHÚ
1	Phân viện của Đại học Y tế Công cộng Hà Nội	Hà Nội	Tư nhân	BT	Chỉ định thầu	Đã hoàn thành thi công, Cơ sở đang hoạt động.
2	Xây dựng Bệnh viện Đa khoa Sài Gòn	Tp. HCM	Tư nhân	BT	Chỉ định thầu	Đình chỉ do sửa đổi Nghị định về BT
3	Xây dựng Trung tâm Y tế Dự phòng Quận 7	Tp. HCM	Tư nhân	BT	Đấu thầu cạnh tranh rộng rãi	Mới chỉ có một nhà thầu nộp hồ sơ dự thầu, đình chỉ do sửa đổi Nghị định về BT
4	Ký túc xá trường Đại học Y Dược Hải Phòng	Hải Phòng	Chính phủ	BOT	Đấu thầu cạnh tranh rộng rãi	Không có nhà thầu nộp hồ sơ dự thầu
5	Bệnh viện Đa khoa Cẩm Phả	Quảng Ninh	Tư nhân	BOO	Chỉ định thầu	Dự án đã bị hủy bỏ
6	Nâng cấp một số cơ sở y tế dưới hình thức PPP	Quảng Nam	Tư nhân	BOT	Đấu thầu cạnh tranh rộng rãi	Chỉ có một nhà đầu tư đủ điều kiện
7	Trung tâm khám chữa bệnh theo yêu cầu tại Bệnh viện Đa khoa Cà Mau	Cà Mau	Tư nhân	BOT	Chỉ định thầu	Đang hoạt động
8	Máy chụp cắt lớp 128 dãy tại bệnh viện đa khoa Nguyễn Đình Chiểu	Bến Tre	Chính phủ	BTO	Đấu thầu cạnh tranh rộng rãi	Đang trong giai đoạn đấu thầu

GHI CHÚ

1. Có thể truy cập trang web PPP của BKH&ĐT tại: http://ppp.mpi.gov.vn/.
2. Có thể truy cập trang web PPP của SKH&ĐT Thành phố Hồ Chí Minh tại: https://ppp.tphcm .gov.vn/.
3. Tỷ giá áp dụng: 1 USD = 23.000 đồng - Tỷ giá hối đoái chỉ nhằm mục đích minh họa.
4. 5.200 tỷ trên 9.718 tỷ hoặc 10.303 tỷ đồng, tùy thuộc vào quy mô của bệnh viện Đại học Đà Nẵng.
5. 3.277 tỷ trên 9.718 tỷ
6. 7.400 tỷ trên 9.718 tỷ
7. Kiểm toán nhà nước Việt Nam (2018). Báo cáo tổng hợp kiểm toán 2017 https://hoatdongkiemtoan .sav.gov.vn/Pages/ket-qua-kiem-toan.aspx
8. Lựa chọn nhà đầu tư dự án ppp sử dụng đất chỉ định thầy chiếm tỷ lệ lớn https://baodauthau.vn /dau-thau/lua-chon-nha-dau-tu-du-an-ppp-su-dung-dat-chi-dinh-thau-chiem-ty-le-lon -107102. html.
9. Lình xình dự án BOT khu dịch vụ 200 giường trong bệnh viện đa khoa Cà Mau http://www.sggp .org.vn/linh-xinh-du-an-bot-khu-dich-vu-200-giuong-trong-benh-vien-da-khoa-ca-mau -548601.html.
10. Trong giai đoạn khởi động, dự án đã tiến hành khảo sát ý kiến của các nhân viên y tế về việc họ có muốn làm việc cho bệnh viện PPP hay không, và 100 phần trăm nhân viên đưa ra câu trả lời tích cực. Tuy nhiên, sau khi hợp đồng dự án được ký kết, các nhân viên đã thay đổi quan điểm và không muốn tiếp tục làm việc cho bệnh viện PPP.
11. Nghị định 151/2017/NĐ-CP ngày 26/12/2017 về hướng dẫn Luật quản lý, sử dụng tài sản công quy định về thủ tục chuyển giao tài sản công như một hình thức hỗ trợ của chính phủ cho các dự án PPP. Tuy nhiên, hợp đồng của Bệnh viện BOO Cẩm Phả đã được ký hai năm trước khi Nghị định đó được ban hành.
12. Đầu tư tư nhân theo hình thức "Xã hội hóa" chủ yếu tập trung vào trang thiết bị chẩn đoán và điều trị y tế công nghệ cao như PET.CT, MRI, thiết bị xét nghiệm, v.v. (http://thoibaotaichinhvietnam .vn/pages/nhip-song-tai-chinh/2018-08-22/linh-vuc-y-te-hut-von-dau-tu-xa-hoi-hoa-61163 .aspx).
13. Chúng tôi đã nỗ lực xây dựng danh sách toàn diện nhất có thể, nhưng như đã nêu ở trên, đây có thể chưa bao gồm đầy đủ hết tất cả các dự án.

TÀI LIỆU THAM KHẢO

Việt Nam, Kiểm toán Nhà nước. 2018. *Báo cáo kiểm toán tổng hợp 2017*. https://hoatdongkiemtoan.sav .gov.vn/Pages/ket-qua-kiem-toan.aspx.

World Bank. 2018. *Infrastructure Public Private Partnerships 2018*. Washington, DC: World Bank.

5 Những rào cản trong triển khai PPP y tế

GIỚI THIỆU

Trong chương này, chúng tôi sẽ xem xét chi tiết hơn các rào cản ảnh hưởng đến việc thiết kế và thực hiện các dự án PPP trong lĩnh vực y tế tại Việt Nam. Các rào cản này có thể được phân loại thành: a) các rào cản trong khung chính sách, quy định về PPP; b) các rào cản trong khu vực công lập; c) các rào cản trong khu vực tư nhân và d) các rào cản trong lĩnh vực tài chính. Việc phân tích rào cản trong thiết kế và thực hiện PPP tại Việt Nam được trình bày dựa trên khung phân tích tại Chương 1. Để PPP có thể trở thành công cụ hỗ trợ hiệu quả việc thực hiện các mục tiêu trong ngành y tế - như tăng cường khả năng tiếp cận, hiệu quả, chất lượng và công bằng, những rào cản này cần được giải quyết.

NHỮNG RÀO CẢN TỪ KHUNG CHÍNH SÁCH VÀ QUY ĐỊNH VỀ PPP

Khung chính sách và quy định hiện tại về PPP còn nhiều hạn chế dù đã có nhiều cải thiện trong thời gian gần đây

Mặc dù có những cải thiện trong thời gian gần đây, khung chính sách và quy định hiện tại về PPP vẫn còn nhiều hạn chế, đặc biệt liên quan đến các dự án PPP y tế. Thứ nhất, khái niệm PPP thường gắn với các dự án PPP phát triển cơ sở hạ tầng mà ít chú trọng vào mô hình PPP trong cung ứng dịch vụ như ở các quốc gia khác. Khái niệm cũng không đề cập đến định nghĩa về hợp đồng dài hạn, chuyển giao rủi ro và trách nhiệm quản lý từ khu vực công lập sang khu vực tư hoặc thanh toán dựa trên kết quả thực hiện.

Thứ hai, các quy định và hướng dẫn kỹ thuật chưa được ban hành đầy đủ cho việc phát triển và thực hiện một dự án PPP. Hạn chế này bao gồm:

- *Công cụ sàng lọc PPP và đánh giá Giá trị đồng tiền:* Khung quy định hiện tại không có hướng dẫn hay tiêu chí đánh giá mức độ phù hợp khi lựa chọn mô hình PPP hoặc phân tích giá trị đồng tiền của một dự án.
- *Phân bổ rủi ro:* Khung quy định hiện tại không cung cấp hướng dẫn về phân bổ rủi ro mà để các CQNN có thẩm quyền được đàm phán, thống nhất với các đối tác và

nhà tài trợ tư nhân. Do thiếu hướng dẫn và các mô hình thực hiện thành công, các CQNN có thẩm quyền và các đối tác tư nhân đang gặp nhiều khó khăn trong vấn đề này.

- *Chỉ số kết quả hoạt động chủ chốt:* Yêu cầu từ các đối tác tư nhân chủ yếu vẫn dựa trên các yếu tố đầu vào thay vì kết quả đầu ra. Hiện chưa có hướng dẫn về đánh giá kết quả thực hiện của các đối tác tư nhân trong mỗi dự án PPP.

- *Hỗ trợ của chính phủ để dự án thành công về mặt tài chính và vay vốn được:* Bù đắp tài chính đã được đề cập đến, tuy nhiên, chưa có hướng dẫn về thủ tục và quy định liên quan đến nguồn vốn này cho một dự án. Trong khung chính sách hiện tại, chính phủ không áp dụng cơ chế bảo lãnh với các nhà đầu tư tư nhân về doanh thu tối thiểu và chuyển đổi ngoại tệ cho các dự án PPP.

Thứ ba, quy định hiện hành về cơ chế đề xuất tự nguyện vẫn còn chưa đầy đủ, chỉ đáp ứng 25 phần trăm các thực hành tốt trên thế giới (Ngân hàng Thế giới 2018). Chưa xác định yêu cầu cụ thể để doanh nghiệp tư nhân chứng minh rằng dự án đảm bảo phù hợp với các ưu tiên quốc gia và cơ chế thực hiện sáng tạo hoặc hiệu quả chi phí khi cung ứng dịch vụ công quan trọng. Các đề xuất tự nguyện không phải tuân theo quy trình quản lý hợp đồng và thẩm định chặt chẽ tương tự như đề xuất chính quy. Quy định về lợi thế 5 phần trăm trong vòng sơ tuyển (xem phần "Trao quyền cho các cơ sở y tế công cộng và các nhà đầu tư tư nhân để khởi xướng PPP") làm gia tăng lo ngại về tác động tiêu cực dẫn đến lợi thế cạnh tranh cho các giải pháp ít đổi mới hơn và cuối cùng cản trở các đơn vị khác tham gia đấu thầu (Ngân hàng Thế giới tại Việt Nam và Ernst và Young 2019).

Thứ tư, các văn bản pháp lý áp dụng với một dự án PPP chưa đảm bảo tính đầy đủ, thống nhất. Khung pháp lý cho PPP chưa được xây dựng thống nhất. Quy trình thực hiện PPP - bắt đầu từ khi xác định dự án cho đến giai đoạn chấm dứt hợp đồng PPP - được thực hiện theo các luật, quy định khác nhau, đôi khi có sự trùng lặp trong hệ thống quy định. Ngoài ra, các quy định riêng rẽ không xem xét một số đặc điểm quan trọng của một dự án PPP. Một số hạn chế trong mỗi văn bản luật được tóm tắt như sau:

- *Luật đầu tư công:* Yêu cầu tiến hành quy trình thẩm định các dự án PPP tương tự như các dự án đầu tư công. Quy trình này có một số bước thực hiện tương đối phức tạp và gây ra các ngoại ứng tiêu cực với nhà đầu tư tư nhân như nhiều thủ tục giấy tờ, quy trình phê duyệt nhiều tầng và bộ máy quản lý quan liêu.

- *Luật đầu tư:* không đề cập đến cơ chế bảo lãnh của chính phủ hoặc các yếu tố cần cân nhắc đặc biệt đối với các hợp đồng dài hạn và các dự án PPP có mức đầu tư lớn.

- *Luật đấu thầu:* chưa có phần quy định chuyên biệt về các dự án PPP, do đó, các dự án PPP phải được điều chỉnh theo các yêu cầu của luật này.

- *Luật sử dụng và quản lý tài sản công:* không quy định đầy đủ về việc định giá các tài sản do nhà nước đóng góp trong các dự án PPP. Điều này làm giảm mức độ đóng góp của nhà nước và do đó, làm chậm quá trình phát triển các dự án PPP.

- *Luật ngân sách:* còn cứng nhắc và chưa đảm bảo tính linh hoạt. Việc lập kế hoạch, dự toán và giải ngân vốn là các quy trình cứng nhắc và mỗi dự án PPP khó có thể vừa tuân thủ quy định của luật trong khi vẫn tiếp nhận hỗ trợ của chính phủ và nâng cao khả năng tín dụng của dự án. Tất cả nguồn ngân sách để phát triển dự án PPP, cho dù dưới hình thức Quỹ bù đắp tài chính, ngân sách nhà nước chi trả hay cơ chế thanh toán dựa trên hạng mục khả dụng đều phải tuân thủ các yêu cầu được quy định trong luật.

- *Luật xây dựng:* còn cứng nhắc và tập trung vào các yếu tố đầu vào. Luật đưa ra rất nhiều quy định về việc chuẩn bị đề xuất dự án, nghiên cứu khả thi và dự toán chi phí.

- *Luật đất đai:* không cho phép thế chấp quyền sử dụng đất với các tổ chức tín dụng quốc tế, tạo ra rào cản trong việc tiếp cận khoản vay từ những tổ chức này. Luật chưa có quy định cụ thể về việc định giá đất.

- *Luật doanh nghiệp:* không quy định về doanh nghiệp dự án trong mô hình PPP. Toàn bộ phần vốn góp cho công ty phải được nộp vào tài khoản doanh nghiệp trong vòng 90 ngày kể từ ngày được cấp Giấy chứng nhận đăng ký doanh nghiệp, gây khó khăn cho các dự án có vốn đầu tư lớn bởi các nhà tài trợ sẽ giữ lại phần lớn nguồn vốn của mình đến khi đạt thỏa thuận tài chính.

PPP không được lồng ghép vào khung chính sách và quy định về y tế

PPP chưa được lồng ghép vào các chính sách, quy định liên quan trong lĩnh vực y tế, ảnh hưởng đến việc sử dụng mô hình PPP để phát triển cơ sở hạ tầng và cải thiện chất lượng dịch vụ trong lĩnh vực này. Các chính sách y tế quan trọng nhất được ban hành ở cấp trung ương, bao gồm Chiến lược quốc gia về bảo vệ, chăm sóc và nâng cao sức khỏe nhân dân[1] và Nghị quyết Trung ương Đảng[2] về tăng cường công tác bảo vệ, chăm sóc và nâng cao sức khỏe nhân dân trong tình hình mới không xác định rõ cam kết chính trị đối với mô hình PPP trong lĩnh vực y tế. Ở địa phương, chỉ có Thành phố Hồ Chí Minh (trong số 63 tỉnh, thành phố) đã chú ý đến vai trò của PPP trong quy hoạch phát triển ngành y tế thành phố[3]. Do chưa xây dựng phương pháp tiếp cận chiến lược và có hệ thống để xây dựng hiệu quả một dự án PPP, các dự án PPP y tế thường được chuẩn bị và thực hiện cho từng trường hợp cụ thể. Do đó, dù có danh sách dài các dự án PPP y tế được các địa phương và bệnh viện công đề xuất, nhiều dự án trong số đó không phù hợp với hình thức PPP.

Hơn nữa, các dự án PPP trong lĩnh vực y tế tại Việt Nam thuộc phạm vi điều chỉnh của các quy định trong ngành y tế và các quy định chung về PPP. Do đó, do chưa khắc phục được những hạn chế về quy định với các dự án PPP y tế, các bên liên quan chưa hiểu rõ về quy trình chuẩn bị và cấu trúc tổ chức, thực hiện một dự án y tế theo hình thức PPP. Bảng 5.1 dưới đây mô tả những thách thức chính với các nhà đầu tư trong quá trình thiết kế và thực hiện dự án PPP y tế.

BẢNG 5.1 Các quy định chính điều chỉnh dự án PPP y tế

LĨNH VỰC	VĂN BẢN PHÁP QUY	THÁCH THỨC ĐƯỢC XÁC ĐỊNH
Dịch vụ chăm sóc sức khỏe	Luật Khám, chữa bệnh; Nghị định số 87/2011/NĐ-CP quy định chi tiết và hướng dẫn thi hành một số điều của Luật Khám, chữa bệnh	Chưa quy định rõ việc một bệnh viện PPP đặt tại cùng địa điểm với một bệnh viện công có được xem xét mở rộng hay thành lập bệnh viện mới.
Giá dịch vụ	Nghị định 85/2012/NĐ-CP về cơ chế hoạt động, cơ chế tài chính và giá dịch vụ khám chữa bệnh của các cơ sở y tế công lập; Thông tư 37/2018/ TT-BYT về khung giá dịch vụ khám, chữa bệnh không thuộc phạm vi thanh toán của Quỹ BHYT và hướng dẫn áp dụng giá, thanh toán chi phí khám bệnh, chữa bệnh trong một số trường hợp	Chưa quy định rõ việc các bệnh viện PPP có thuộc phạm vi điều chỉnh của các cơ chế hoạt động, cơ chế tài chính áp dụng với các bệnh viện công hay không; và liệu chi phí dịch vụ khám, chữa bệnh tại các bệnh viện PPP có phải áp dụng theo khung giá trên của BYT hay không
Nhân lực y tế	Luật cán bộ, công chức Luật viên chức	Chưa quy định rõ về các điều kiện để nhân viên tại một bệnh viện công có thể hợp tác làm việc tại một bệnh viện PPP
BHYT	Luật BHYT 2008; Nghị định 146/2018/ NĐ-CP Quy định chi tiết và hướng dẫn biện pháp thi hành một số điều của Luật BHYT	Chưa quy định rõ việc một bệnh viện PPP có cùng địa điểm hoạt động với một bệnh viện công có cần ký hợp đồng riêng với cơ quan BHXH địa phương để cung cấp các dịch vụ khám, chữa bệnh thuộc phạm vi thanh toán của bảo hiểm
Trang thiết bị y tế	Nghị định số 36/2016/NĐ-CP và Nghị định số 169/2018/NĐ-CP về quản lý trang thiết bị y tế; Dự thảo Thông tư về đấu thầu trang thiết bị y tế tại các cơ sở y tế công lập	Chưa quy định rõ về việc các bệnh viện PPP có phải tuân thủ quy trình đấu thầu trang thiết bị y tế như các bệnh viện công lập hay không
Thuốc	Luật Dược năm 2016; Nghị định số 54/2017/NĐ-CP hướng dẫn thi hành Luật dược; Thông tư 11/2016/TT-BYT về đấu thầu thuốc tại các cơ sở y tế công lập	Chưa quy định rõ về việc các bệnh viện PPP có phải tuân thủ quy trình đấu thầu thuốc như các bệnh viện công lập hay không

Nguồn: Bảng gốc cho ấn phẩm này
Ghi chú: BYT = Bộ y tế; PPP = Đối tác công tư.

BYT hiện đang dự thảo thông tư hướng dẫn phát triển các dự án PPP trong lĩnh vực y tế, dự kiến sẽ hướng dẫn các nội dung như chuẩn bị nghiên cứu tiền khả thi và nghiên cứu khả thi, cũng như việc áp dụng PPP trong các phân ngành y tế cụ thể (ví dụ dược phẩm, trang thiết bị y tế.) Tuy nhiên, dự thảo hiện tại của thông tư không đề cập đến các vấn đề khác có liên quan đến đầu tư PPP trong lĩnh vực y tế như lưu ý phía trên, chẳng hạn như nhân lực y tế và BHYT.

Thách thức xuất hiện ở mỗi bước trong quy trình thực hiện dự án PPP

Mặc dù quy trình thực hiện PPP của Việt Nam được coi là gần với thực hành tốt quốc tế, mỗi bước thực hiện quy trình này còn có những hạn chế. Bảng 5.2 tóm tắt những vướng mắc này, bao gồm nội dung chưa đầy đủ, xung đột giữa các văn bản hướng dẫn và quy định.

Tóm lại, Khung pháp lý của PPP chưa được xây dựng đầy đủ, thống nhất, còn nhiều nội dung xung đột và không rõ ràng, tạo thành rào cản lớn cho việc thực hiện các dự án PPP, bao gồm những dự án trong lĩnh vực y tế. Việt Nam cũng đã nhận ra những điểm hạn chế tương đối trong khung quy định về PPP. Trong các cuộc phỏng vấn thuộc nghiên cứu này, 75 phần trăm số người được hỏi cho rằng

BẢNG 5.2 Các thách thức về quy định theo vòng đời dự án PPP

VÒNG ĐỜI DỰ ÁN	VƯỚNG MẮC
Nghiên cứu tiền khả thi	• Thiếu công cụ sàng lọc dự án PPP để đánh giá sự phù hợp của một dự án PPP • Quá nhiều nội dung cần đưa vào nghiên cứu tiền khả thi (theo Nghị định 63) • Không có hướng dẫn cho dự án PPP y tế để giải quyết những vấn đề đặc thù • Không có cơ chế khuyến khích để nhà đầu tư chuẩn bị các đề xuất tự nguyện.
Nghiên cứu khả thi	• Dựa trên các yếu tố đầu vào và việc lập dự toán chi phí dựa trên định mức • Không có hướng dẫn cho dự án PPP y tế để giải quyết những vấn đề đặc thù • Không có hướng dẫn về đánh giá, phân bổ rủi ro, chiến lược giảm thiểu rủi ro. • Không có hướng dẫn về hỗ trợ của chính phủ để nâng cao khả năng thành công tài chính của dự án
Lựa chọn nhà đầu tư	• Quy định chưa rõ ràng về đấu thầu với các đề xuất tự nguyện; Không có hướng dẫn bổ sung hay tiêu chí cụ thể, ngoài yêu cầu về "tính phù hợp", để đánh giá xem một dự án theo đề xuất tự nguyện có đủ điều kiện để thực hiện chỉ định thầu hay không. • Hạn chế đối với các doanh nghiệp nhà nước tham gia đấu thầu lựa chọn nhà đầu tư theo Nghị định 30/2015/NĐ-CP (Điều 2.1 (b))
Thực hiện hợp đồng PPP	• Thiếu các điều khoản và hướng dẫn dự thảo hợp đồng PPP: Thông tư 09/2018/TT-BKHĐT chỉ hướng dẫn tổng quan về nội dung của hợp đồng PPP mà không trình bày các điều khoản dự thảo mẫu cũng như giải thích về rủi ro và khó khăn với các điều khoản đó. • Yêu cầu góp vốn đầy đủ trong vòng 90 ngày kể từ ngày được cấp Giấy chứng nhận đăng ký doanh nghiệp theo Luật Doanh nghiệp • Hợp đồng dựa trên các yếu tố đầu vào
Triển khai dự án và chuyển giao	• Xung đột giữa Nghị định PPP và các văn bản luật khác được sử dụng để thực hiện và giám sát dự án • Dự án PPP chưa được quy định rõ ràng trong khung pháp lý về y tế (về dịch vụ y tế, giá dịch vụ, BHYT, nguồn nhân lực, trang thiết bị và dược phẩm) • Chưa có hướng dẫn về các Chỉ số kết quả hoạt động chủ chốt, kể cả chung cho các ngành hoặc riêng với ngành y tế, để đánh giá kết quả hoạt động của tư nhân.

Nguồn: Bảng gốc cho ấn phẩm này.
Ghi chú: PPP = Đối tác công tư.

khung pháp lý và quy định về PPP còn chưa chặt chẽ và là rào cản lớn trong việc thực hiện các dự án PPP y tế.

Hình thức liên doanh, ngược lại, có quy định pháp lý tốt

Các hình thức hợp tác công-tư, đặc biệt là thông qua hợp đồng liên doanh, đã được quy định rõ trong khung pháp lý và chính sách y tế. Ngoài ra, các bên liên quan trong cả khu vực công lập và tư nhân đều đã quen và thường áp dụng các hình thức đầu tư này. Quy trình phê duyệt các hợp đồng liên doanh trong lĩnh vực y tế cũng tương đối đơn giản và khung pháp lý cho phép các bệnh viện công phối hợp với doanh nghiệp tư nhân theo các thỏa thuận với lộ trình thực hiện nhanh (xem Bảng 5.3).

Nhìn chung, khung pháp lý cho việc quản lý các dự án liên doanh, liên kết - bao gồm Luật sử dụng và quản lý tài sản công, Nghị định 151/2017/NĐ-CP và Thông tư 144/2017/TT-BTC – ít phân mảnh hơn so với khung pháp lý cho PPP. Thủ tục chuẩn bị dự án liên doanh được đơn giản hóa, chỉ yêu cầu một tổ chức y tế công lập nộp đề xuất dự án lên CQNN có thẩm quyền để thẩm định và phê duyệt một lần duy nhất. Ngoài ra, việc lựa chọn đối tác tư nhân được thực hiện thông qua quá trình cạnh tranh, nhưng không yêu cầu đấu thầu rộng rãi trong nước. Các tổ chức y tế công lập cũng có thẩm quyền và mức độ linh hoạt lớn hơn trong đàm phán loại hợp đồng và kế hoạch tài chính với đối tác tư nhân. Các tổ chức y tế công lập không phải theo dõi, báo cáo và công bố kết quả liên doanh. Trong khi hệ thống y tế phân cấp và cơ chế tự chủ cho các bệnh viện công lập tại Việt Nam đã thu hút lượng lớn đầu tư tư nhân trong quá trình xã hội hóa, các hình thức hợp tác đầu tư này không nhất thiết phải thực hiện các mục tiêu của dịch vụ y tế công của Việt Nam, như mức độ tiếp cận và tính công bằng.

Các bệnh viện công có động lực tham gia vào các dự án y tế theo mô hình liên doanh thông qua chính sách xã hội hóa hơn là tham gia đầu tư theo mô hình PPP. Vì các bệnh viện công có mức độ tự chủ về tài chính và tổ chức ở mức cao, lãnh đạo các bệnh viện công có thể chủ động liên doanh với doanh nghiệp tư nhân. Giám đốc, nhân viên các bệnh viện công và các nhà đầu tư tư nhân sẽ đầu tư nhiều hơn vào các chuyên khoa có nhu cầu lớn và giải quyết bài toán quá tải ở các bệnh viện công để làm hài lòng người bệnh. Ngược lại, các dự án PPP y tế đòi hỏi cơ quan quản lý ở cấp cao hơn (ví dụ như BYT hoặc UBND tỉnh) phải đại diện nhà nước để phối hợp với doanh nghiệp tư nhân trong những lĩnh vực mà giải pháp nâng cao tự chủ bệnh viện không thể mang lại hiệu quả tối ưu. Các dự án xã hội hóa lĩnh vực chăm sóc sức khỏe, chẳng hạn như liên doanh, được thực hiện trên cơ sở chia sẻ lợi nhuận và không yêu cầu nhà nước thanh toán cho các dịch vụ. Trong khi đó, các dự án PPP y tế nhằm mục đích cung cấp các dịch vụ y tế công theo các mục tiêu và chiến lược tổng thể của của ngành y tế quốc gia và địa phương; do đó, nguồn tài chính của chính phủ, đặc biệt là cho người nghèo, đóng vai trò rất quan trọng.

Tương tự, khối tư nhân cũng mong muốn tham gia đầu tư vào lĩnh vực y tế thông qua con đường xã hội hóa vì đó là cơ hội để họ hợp tác với các bệnh viện công mà thông thường không phải thực hiện qua quy trình đấu thầu. Quy trình thẩm định dự án xã hội hóa trong lĩnh vực y tế cũng khá đơn giản và do đó các bệnh viện công có thể áp dụng ngay quy trình xây dựng dự án. Ngược lại, các dự án PPP y tế khó triển khai hơn do khung pháp lý còn thiếu, năng lực của các CQNN còn hạn chế trong khi chính quyền ở cấp trung ương và địa phương cũng chưa thực sự sẵn sàng tham gia đầu tư theo mô hình PPP.

BẢNG 5.3 So sánh thủ tục dự án PPP và liên doanh

KHÍA CẠNH	DỰ ÁN LIÊN DOANH	DỰ ÁN PPP
Quy định	• Nghị định 151/2017/NĐ-CP	• Nghị định 63/2018/NĐ-CP
Mục tiêu và phạm vi	• Cung cấp trang thiết bị y tế, cơ sở vật chất và các dịch vụ liên quan • Cung cấp dịch vụ y tế, dịch vụ hỗ trợ	• Cung cấp cơ sở hạ tầng y tế và các dịch vụ liên quan
Quy trình chung	• Bước 1: Chuẩn bị, thẩm định, phê duyệt đề xuất dự án liên doanh • Bước 2: Lựa chọn nhà đầu tư • Bước 3: Đàm phán, ký kết hợp đồng • Bước 4: Triển khai, quản lý hợp đồng	• Bước 1: Chuẩn bị, thẩm định, phê duyệt báo cáo nghiên cứu tiền khả thi; phê duyệt chủ trương đầu tư • Bước 2: Chuẩn bị, thẩm định, phê duyệt báo cáo nghiên cứu khả thi • Bước 3: Lựa chọn nhà đầu tư • Bước 4: Đàm phán, ký kết hợp đồng • Bước 5: Triển khai, quản lý hợp đồng
Chuẩn bị dự án	• Chuẩn bị đề xuất phù hợp với Nghị định 151/2017/NĐ-CP • BYT hoặc UBND tỉnh thẩm định và phê duyệt đề xuất	• Chuẩn bị hai nghiên cứu (tiền khả thi, khả thi) theo Nghị định 63/2018/NĐ-CP • BYT hoặc UBND tỉnh thẩm định, phê duyệt hai nghiên cứu (tiền khả thi, khả thi)
Phương pháp lựa chọn đối tác tư nhân	• Thông báo công khai để doanh nghiệp tư nhân gửi Thư quan tâm • Đánh giá và lựa chọn nhà đầu tư dựa trên các tiêu chí được xác định trước	• Sơ tuyển nhà đầu tư • Chuẩn bị, thẩm định và phê duyệt kế hoạch lựa chọn nhà đầu tư • Đấu thầu rộng rãi để lựa chọn nhà đầu tư
Ký hợp đồng	• Loại hợp đồng: hợp đồng liên doanh có hoặc không có doanh nghiệp dự án; xác định khi đàm phán hợp đồng • Các bên ký kết: đối tác tư nhân được lựa chọn tiến hành ký hợp đồng với giám đốc cơ sở y tế. • Doanh nghiệp dự án không mang tính bắt buộc, được thành lập sau khi ký hợp đồng	• Loại hợp đồng: BT, BOT, BOO, BTO, BLT, BTL, O&M hoặc hỗn hợp; xác định tại nghiên cứu tiền khả thi • Các bên ký kết: lãnh đạo doanh nghiệp dự án ký hợp đồng với Bộ trưởng BYT hoặc Chủ tịch UBND tỉnh, thành phố hoặc người được ủy quyền. • Doanh nghiệp dự án mang tính chất bắt buộc và được thành lập trước khi ký hợp đồng.
Kế hoạch tài chính và cơ chế thanh toán	• Doanh thu xuất phát từ thu phí sử dụng dịch vụ. • Giá dịch vụ được tính dựa trên chi phí thực tế và lợi nhuận dự kiến. • Cơ chế chia sẻ lợi nhuận được đàm phán và thỏa thuận giữa các bên.	• Doanh thu được tạo ra từ thu phí sử dụng dịch vụ và/hoặc thanh toán dựa trên hạng mục khả dụng của chính phủ. • Giá dịch vụ được xác định thông qua đấu thầu. • Cơ chế chia sẻ lợi nhuận không được quy định cụ thể.
Theo dõi, giám sát	• Phải chuẩn bị báo cáo hàng năm về quản lý tài sản công nhưng không cần báo cáo kết quả liên doanh	• Phải giám sát việc thực hiện hợp đồng và kết quả thực hiện.

Nguồn: Bảng gốc cho ấn phẩm này.
Ghi chú: BLT = Xây dựng-Thuê dịch vụ-Chuyển giao; BOO = Xây dựng-Sở hữu-Kinh doanh; BOT = Xây dựng-Kinh doanh-Chuyển giao; BT = Xây dựng-Chuyển giao; BTL = Xây dựng-Chuyển giao-Thuê dịch vụ; BTO = Xây dựng-Chuyển giao-Kinh doanh; UBND = Ủy ban nhân dân; BYT = Bộ Y tế; O&M = Kinh doanh và Quản lý; PPP = Đối tác công tư.

NHỮNG RÀO CẢN TỪ KHU VỰC CÔNG CỘNG

Cơ cấu tổ chức triển khai PPP y tế

Ngoài môi trường pháp lý và quy định phù hợp, một yếu tố quan trọng khác ảnh hưởng đến sự thành công của các chương trình PPP là khung thể chế. Các quốc gia có những cơ quan công lập mạnh như Úc, Hàn Quốc và Vương Quốc Anh nhìn chung đã hợp tác hiệu quả với khu vực tư nhân trong các dự án PPP. Các CQNN ở những quốc gia này thường có nhiều kinh nghiệm trong việc giám sát các dự án PPP và đã phát triển năng lực để lựa chọn, đánh giá và thực hiện các giao dịch PPP. Kinh nghiệm quốc tế cho thấy, nếu được thực hiện thông qua "một cửa" - do đơn vị có đủ năng lực chủ trì triển khai các dự án và đưa ra quyết định phù hợp trong quá trình lựa chọn dự án, đấu thầu và đàm phán thỏa thuận - sẽ là chìa khóa để đảm bảo thành công cho các chương trình PPP. Ví dụ về các đơn vị chuyên trách PPP trên thế giới bao gồm: Nhóm chính sách PPP ở Anh, Đối tác ở bang Victoria của Australia, Trung tâm quản lý đầu tư cơ sở hạ tầng công và tư ở Hàn Quốc, Trung tâm PPP ở Philippines và Đơn vị PPP của Kho bạc nhà nước Nam Phi.

Việt Nam vẫn đang trong quá trình hoàn thiện cơ cấu tổ chức để hỗ trợ thực hiện chương trình PPP. Đó là lý do Việt Nam hiện được Cơ quan nghiên cứu kinh tế của Economist (2014) xếp hạng 17 trong tổng số 21 quốc gia trong khu vực châu Á-Thái Bình Dương về khung thể chế PPP. Như đã lưu ý trước đó, việc cần phải tuân thủ quy định pháp lý khác liên quan đến dự án PPP y tế kích hoạt nhiều trao đổi giữa các CQNN ở cấp tỉnh và trung ương về các vấn đề liên quan đến xây dựng, tài chính, đất đai và môi trường. Ví dụ, các đề xuất dự án PPP y tế ở cấp tỉnh thường được đánh giá dựa trên ý kiến của cơ quan quản lý khác như SYT, SKH&ĐT, STC, SXD và STNMT. Tuy nhiên, các quy trình lấy ý kiến/phê duyệt như vậy hiếm khi được quy định rõ ràng, lồng ghép hoặc phối hợp thực hiện hiệu quả. Điều này ảnh hưởng đến tiến độ xây dựng và phê duyệt các dự án PPP y tế, như một giám đốc bệnh viện đã nêu trong các cuộc phỏng vấn được thực hiện trong nghiên cứu này "Đánh giá nghiên cứu tiền khả thi của Dự án PPP Khối 1 - Bệnh viện Nhi đồng mất một năm thực hiện và chúng tôi không biết kết quả nghiên cứu khả thi có được phê duyệt hay không."

Là cơ quan chủ trì thực hiện PPP, BKH&ĐT có trách nhiệm cung cấp cho các bên liên quan chính, đặc biệt là trong khu vực công lập, các quy định pháp lý, các kỹ năng quản lý cụ thể và kiến thức kỹ thuật cần thiết để giám sát và hoàn thành từng bước và thủ tục chính trong quy trình thực hiện dự án PPP, bao gồm xác định và lựa chọn dự án, phân tích, cấu trúc phân bổ rủi ro, đấu thầu, giám sát thực hiện và quản lý hợp đồng. Tuy nhiên, vai trò của Bộ chỉ giới hạn trong việc phối hợp và tư vấn các chính sách tổng thể về PPP. Do đó, không một cơ quan nào ở cấp bộ được giao nhiệm vụ cụ thể về giám sát, hướng dẫn chính quyền các địa phương, đồng thời phối hợp với các bộ ngành và chính quyền địa phương thúc đẩy xây dựng các dự án PPP trong lĩnh vực y tế.

Cho đến nay, ở cấp trung ương, chỉ có BGTVT đã thành lập Ban PPP để giám sát các dự án PPP. BYT đã giao cho Vụ KH-TC làm đầu mối quản lý các dự án, chương trình PPP trong lĩnh vực y tế ở cấp quốc gia. Tuy nhiên, Vụ vẫn phải thực hiện nhiều nhiệm vụ khác trong phạm vi đầu tư của BYT và do đó không thể thực hiện chuyên trách các dự án PPP trong lĩnh vực này. SKH&ĐT dự kiến sẽ có vai trò tương tự như Vụ KH-TC cho các dự án PPP y tế ở cấp tỉnh. Các cuộc thảo luận, khảo sát BYT, SKH&ĐT ở một số tỉnh thành và một số bệnh viện công trong nghiên cứu này cho thấy, các đơn vị này không có nguồn nhân lực đủ kinh nghiệm và trình độ chuyên môn cần thiết để chuẩn bị các báo cáo nghiên cứu tiền khả thi và nghiên cứu khả thi. Nhà nước cũng không có đủ nguồn lực tài chính cần thiết để thu hút các chuyên gia tư vấn có năng lực tiến hành nghiên, cứu tiền khả thi và nghiên cứu khả thi cho một dự án PPP y tế; do đó, các doanh nghiệp tư nhân thường chuẩn bị báo cáo các nghiên cứu này theo đề xuất dự án tự nguyện.

Thành phố Hồ Chí Minh là trường hợp ngoại lệ khi đã thành lập đơn vị chuyên trách để giám sát việc thực hiện các dự án PPP; thành phố đã thực hiện thành công chương trình PPP ở quy mô lớn và cũng đã thành lập Phòng Đối tác công tư (PPP) vào năm 2013 để giám sát, điều phối chương trình PPP của thành phố. Tuy nhiên, ngay cả thành phố Hồ Chí Minh cũng gặp nhiều khó khăn trong việc thực hiện thành công các dự án PPP. Phòng PPP của Thành phố Hồ Chí Minh hiện có 08 nhân viên toàn thời gian, phụ trách các nhiệm vụ hàng ngày liên quan đến nhiều dự án PPP tại thành phố Hồ Chí Minh. Khi thực hiện nghiên cứu tiền khả thi và nghiên cứu khả thi cho các dự án PPP y tế, tùy thuộc vào mức độ phức tạp mỗi các dự án, Phòng Đối tác công ty của thành phố Hồ Chí Minh thu thập ý kiến đánh giá từ các cơ quan quản lý khác nhau của thành phố (ví dụ SYT, STC, STNMT, SXD và Sở Quy hoạch - Kiến trúc) cũng như các cơ quan ở cấp trung ương (ví dụ BYT, BXD và BKH&ĐT). Thông tin được thu thập bằng cách gửi văn bản đề nghị kèm hồ sơ dự án qua đường bưu điện đến các cơ quan này. Bộ công cụ thẩm định báo cáo nghiên cứu tiền khả thi và nghiên cứu khả thi hiện chưa được phát triển trong khi vai trò của từng cơ quan quản lý cũng chưa được xác định rõ ràng. Do đó, Phòng PPP thuộc SKH&ĐT thành phố có thể mất 1-2 tháng mới nhận được kết quả cho ý kiến từ các đơn vị. Phòng hợp tác công tư thành phố cũng chịu trách nhiệm duy trì trang web về PPP của thành phố Hồ Chí Minh.

Ngoài ra, vào tháng 5 năm 2017, UBND thành phố Hồ Chí Minh đã chấp thuận chủ trương thành lập Quỹ phát triển dự án để phát triển các dự án PPP[4]. UBND tại thành phố Hồ Chí Minh đã giao cho Công ty Đầu tư tài chính nhà nước (HFIC) hoàn tất thủ tục thành lập và quản lý Quỹ phát triển dự án (PTDA) với số vốn 50 tỷ đồng (khoảng 2,1 triệu USD)[5]. Tuy nhiên, việc thành lập Quỹ vẫn gặp nhiều khó khăn khi HFIC vẫn chưa hoàn thiện được cơ cấu tổ chức, cơ chế báo cáo, các chính sách và quy trình về quản lý quỹ[6].

Với hỗ trợ kỹ thuật từ nhiều nhà tài trợ, Việt Nam cũng đã có nỗ lực nâng cao năng lực cho các cơ quan quản lý địa phương các nội dung ở cấp độ cơ bản và trung cấp. Tuy nhiên, tình trạng thay đổi cán bộ chủ chốt phụ trách các dự án PPP còn diễn ra phổ biến, ảnh hưởng đến sự ổn định trong cơ cấu nhân sự và mức độ chuyển giao kiến thức giữa các thế hệ cán bộ. Cơ hội để các cán bộ chủ chốt tham gia vào các dự án đang triển khai cũng rất hạn chế do số lượng các dự án PPP còn nhỏ như được mô tả chi tiết hơn trong phần tiếp theo.

Năng lực quản lý PPP y tế của khối công cộng

Trên thực tế, yếu tố hạn chế nhất trong triển khai PPP y tế ở Việt Nam có thể không phải khung pháp lý và quy định mà là sự thiếu hụt nghiêm trọng năng lực quản lý và giám sát các dự án PPP phức tạp. Cuộc khảo sát trong nghiên cứu này cho thấy tỷ lệ phần trăm những nhà quản lý y tế công lập tự đánh giá "yếu" về năng lực quản lý các dự án PPP là 32 đến 41 phần trăm với các kỹ năng lập kế hoạch, 32 đến 39 phần trăm với các kỹ năng quản lý tài chính, 24 đến 33 phần trăm với các kỹ năng pháp lý và đấu thầu, 26 đến 32 phần trăm với các kỹ năng kỹ thuật và 15 đến 20 phần trăm với các kỹ năng quản lý hợp đồng (xem Hình 5.1).

Cuộc khảo sát cũng cho thấy, lãnh đạo các bệnh viện, Trung tâm kiểm soát bệnh tật, trung tâm y tế huyện và cơ sở đào tạo về y tế có ít năng lực quản lý các dự án PPP hơn so với các nhà quản lý tại BYT và SYT các tỉnh, thành phố, thể hiện qua chỉ số năng lực trung bình của lãnh đạo các cơ sở y tế thấp hơn nhiều so với lãnh đạo các cơ quan quản lý hành chính (xem Hình 5.2).

HÌNH 5.1

Năng lực quản lý PPP trong khu vực công cộng

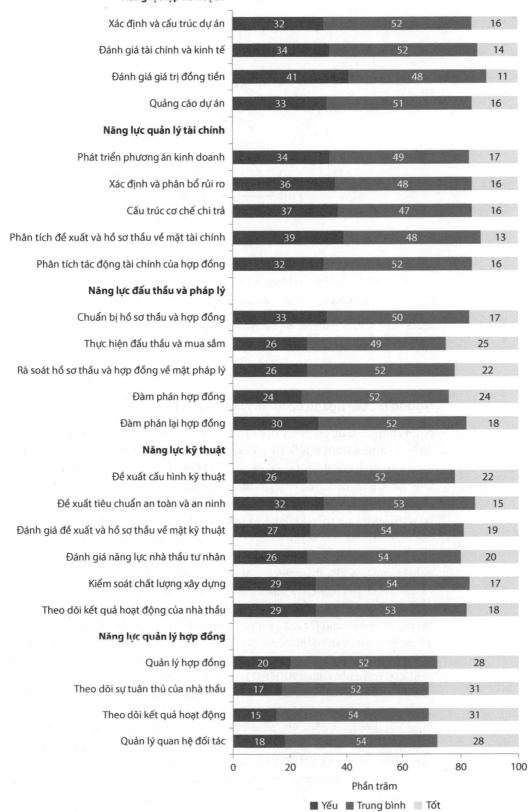

Năng lực lập kế hoạch

	Yếu	Trung bình	Tốt
Xác định và cấu trúc dự án	32	52	16
Đánh giá tài chính và kinh tế	34	52	14
Đánh giá giá trị đồng tiền	41	48	11
Quảng cáo dự án	33	51	16

Năng lực quản lý tài chính

	Yếu	Trung bình	Tốt
Phát triển phương án kinh doanh	34	49	17
Xác định và phân bổ rủi ro	36	48	16
Cấu trúc cơ chế chi trả	37	47	16
Phân tích đề xuất và hồ sơ thầu về mặt tài chính	39	48	13
Phân tích tác động tài chính của hợp đồng	32	52	16

Năng lực đấu thầu và pháp lý

	Yếu	Trung bình	Tốt
Chuẩn bị hồ sơ thầu và hợp đồng	33	50	17
Thực hiện đấu thầu và mua sắm	26	49	25
Rà soát hồ sơ thầu và hợp đồng về mặt pháp lý	26	52	22
Đàm phán hợp đồng	24	52	24
Đàm phán lại hợp đồng	30	52	18

Năng lực kỹ thuật

	Yếu	Trung bình	Tốt
Đề xuất cấu hình kỹ thuật	26	52	22
Đề xuất tiêu chuẩn an toàn và an ninh	32	53	15
Đánh giá đề xuất và hồ sơ thầu về mặt kỹ thuật	27	54	19
Đánh giá năng lực nhà thầu tư nhân	26	54	20
Kiểm soát chất lượng xây dựng	29	54	17
Theo dõi kết quả hoạt động của nhà thầu	29	53	18

Năng lực quản lý hợp đồng

	Yếu	Trung bình	Tốt
Quản lý hợp đồng	20	52	28
Theo dõi sự tuân thủ của nhà thầu	17	52	31
Theo dõi kết quả hoạt động	15	54	31
Quản lý quan hệ đối tác	18	54	28

Phần trăm

■ Yếu ■ Trung bình ▫ Tốt

Nguồn: Hình gốc cho ấn phẩm này, dựa trên khảo sát tự đánh giá của cán bộ quản lý công cộng năm 2019
Ghi chú: PPP = Đối tác công tư.

HÌNH 5.2
Năng lực quản lý PPP giữa các nhóm cán bộ quản lý

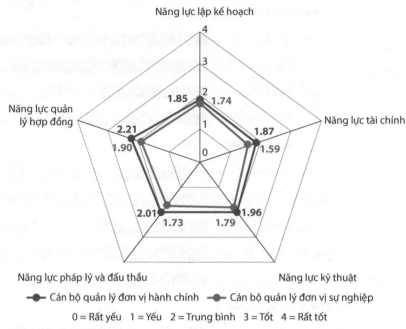

Nguồn: Hình gốc cho ấn phẩm này, dựa trên khảo sát tự đánh giá của cán bộ quản lý công cộng năm 2019.
Ghi chú: PPP = Đối tác công tư.

Nguồn lực của ngành để quản lý các dự án PPP

Nhìn chung, các dự án PPP y tế chưa có cơ chế hỗ trợ tài chính từ nhà nước. Mặc dù Nghị định 63/2018/NĐ-CP có xác định một số phương án tài chính công cho các dự án PPP; tuy nhiên, trên thực tế, Việt Nam chưa thành lập được Quỹ PTDA, Quỹ bù đắp tài chính, cơ chế Thanh toán dựa trên hạng mục khả dụng hoặc cơ chế bảo đảm của chính phủ. Trong năm 2015, ADB và AFD đã đóng góp lần lượt 20 triệu USD và 8 triệu EUR để hỗ trợ thành lập Quỹ PTDA. Được đồng quản lý bởi BKH&ĐT và BTC, Quỹ PTDA sẽ được các bộ ngành và nhà tài trợ dự án sử dụng để hỗ trợ tài chính cho các hoạt động chuẩn bị dự án PPP như tiến hành nghiên cứu tiền khả thi, nghiên cứu khả thi, thuê tư vấn dự thảo cấu trúc dự án và kết nối doanh nghiệp tư nhân trong hoạt động đấu thầu. Quỹ hoạt động theo cơ chế các đơn vị thầu trúng thầu phải hoàn trả các chi phí phát triển dự án và chi phí giao dịch cho Quỹ. Tuy nhiên, chưa xây dựng cơ chế chính thức, rõ ràng để các bên liên quan có thể nộp đơn đề nghị hỗ trợ tài chính lên Quỹ PTDA; trong khi đó, Quỹ PTDA được coi là một phần của ngân sách nhà nước và các hồ sơ đề nghị giải ngân phải được BKH&ĐT và BTC phê duyệt. Do những hạn chế về cơ cấu tổ chức trong khi chính sách giải ngân chưa được xây dựng cụ thể, rất ít dự án đã tiếp cận hoặc có thể sẽ tiếp cận nguồn tài chính từ Quỹ PTDA trước thời điểm kết thúc hoạt động vào năm 2020. Các tỉnh, thành phố chưa xây dựng mô hình quỹ tương đương với Quỹ PTDA ở cấp địa phương tại Việt Nam. Trong các cuộc phỏng vấn với BKH&ĐT và SKH&ĐT tại một số địa phương trong nghiên cứu này, các cán bộ được phỏng vấn cũng thừa nhận rằng, họ chưa ghi nhận bất kỳ hồ sơ đề nghị hỗ trợ vốn từ Quỹ bù đắp tài chính theo nghị định PPP hiện tại hoặc các quy định trước đó do vốn ngân sách trung ương và địa phương thực tế không có dòng ngân sách liên quan đến Quỹ bù đắp tài chính, đồng thời, quy trình đề nghị hỗ trợ vốn từ Quỹ bù đắp tài chính còn chưa rõ ràng.

Hạn chế về tài chính và thông tin chính là rào cản để quản lý hiệu quả các dự án PPP trong lĩnh vực này. Cuộc khảo sát cũng cho thấy, một nửa các nhà quản lý y tế công cho rằng tổ chức của họ luôn gặp khó khăn về tài chính khi thực hiện các bước trong quy trình triển khai dự án PPP (Hình 5.3). Ngoài ra, khoảng 50 phần trăm các nhà quản lý y tế công cũng cho biết họ không có đủ lượng thông tin cần thiết để quản lý các dự án PPP (Hình 5.4).

Cuộc khảo sát cũng cho thấy, các nhà quản lý cơ sở y tế ít được tiếp cận thông tin về quản lý dự án PPP hơn các cán bộ quản lý tại BYT và SYT các tỉnh, thành phố (Hình 5.5).

HÌNH 5.3
Sự sẵn có nguồn tài chính

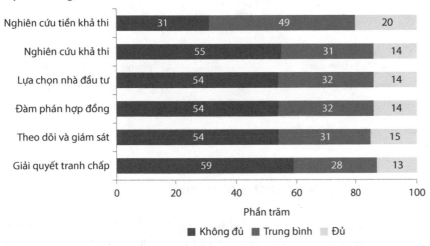

Nguồn: Hình gốc cho ấn phẩm này, dựa trên khảo sát tự đánh giá của cán bộ quản lý công cộng năm 2019.

HÌNH 5.4
Sự sẵn có nguồn thông tin

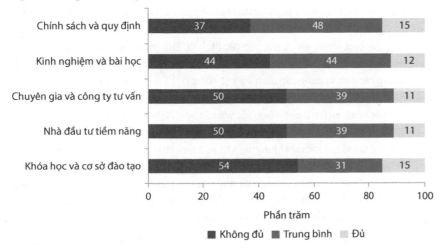

Nguồn: Hình gốc cho ấn phẩm này, dựa trên khảo sát tự đánh giá của cán bộ quản lý công cộng năm 2019.

HÌNH 5.5

Tiếp cận thông tin về PPP giữa cán bộ quản lý cơ sở và cán bộ quản lý ở SYT, BYT

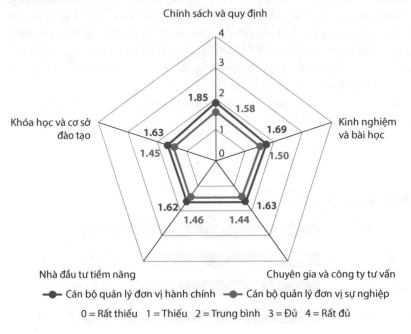

Nguồn: Hình gốc cho ấn phẩm này, dựa trên khảo sát tự đánh giá của cán bộ quản lý công cộng năm 2019.

NHỮNG RÀO CẢN TỪ KHU VỰC TƯ NHÂN

Ngoài những hạn chế về khuôn khổ pháp lý, quy định và thể chế như đã phân tích, vốn là nguyên nhân không khuyến khích và hạn chế khả năng tham gia các dự án PPP y tế của doanh nghiệp tư nhân, các nhà đầu tư tư nhân cũng gặp nhiều rào cản khác tại Việt Nam. Những rào cản chính được thảo luận như dưới đây.

Thiếu cán bộ y tế có trình độ cao trong khối tư nhân

Việc thiếu nguồn nhân lực y tế được đào tạo chuyên sâu trong khu vực tư nhân là rào cản hạn chế khả năng hợp tác của doanh nghiệp tư nhân với nhà nước trong lĩnh vực y tế công, đặc biệt trong việc cung cấp các dịch vụ lâm sàng. Do đó, hầu hết các hoạt động hợp tác công-tư trong lĩnh vực y tế tại Việt Nam đều dựa vào nguồn nhân lực tuyển dụng các đơn vị cung cấp dịch vụ y tế công lập. Trong các cuộc phỏng vấn được thực hiện trong nghiên cứu này, rất nhiều người được hỏi đã có chung nhận xét như "Hầu hết các bệnh viện tư muốn hợp tác với các bệnh viện công cộng để chia sẻ nguồn nhân lực y tế và người bệnh. Trên thực tế, cán bộ y tế trong khu vực công lập là một trong những tài sản được doanh nghiệp tư nhân coi trọng nhất để thực hiện một dự án PPP hoặc theo hình thức hình thức hợp tác công tư khác. Tại một hội thảo tham vấn, một nhà đầu tư tư nhân cao cấp đã nhấn mạnh rằng "Ba yếu tố chính ảnh hưởng đến các dự án PPP y tế là đất đai, thương hiệu và nguồn nhân lực. Nhận xét này cũng tương đồng với ý kiến của một nhà đầu tư cao cấp khác trong quá trình phỏng vấn của nghiên cứu này: "Khu vực công lập có hai thứ để hợp tác: đất bệnh viện và nhân viên y tế có tay nghề cao".

Tuy nhiên, hầu hết các bác sĩ tại các bệnh viện công đều là cán bộ, công chức, viên chức nhà nước; do đó, họ được đảm bảo việc làm theo Luật Cán bộ, Công chức.

Bên cạnh lương và thưởng từ cơ sở công lập, bác sĩ bệnh viện công còn có thể kiếm thêm thu nhập từ công việc tư ngoài giờ, điều vẫn được phép làm ở hệ thống y tế Việt Nam. Tình trạng này khiến các bệnh viện PPP khó cạnh tranh. Khi được phỏng vấn trong nghiên cứu này, giám đốc điều hành các bệnh viện tư nhân quy mô lớn cho rằng, "Đội ngũ bác sĩ tại các bệnh viện công sẽ không làm việc cho các bệnh viện tư nhân vì mức thu nhập của họ ở bệnh viện công lớn hơn nhiều. Các bệnh viện tư nhân lớn như America International và Vinmec phải trả mức đãi ngộ cao để thu hút đội ngũ bác sĩ. Thậm chí, một số bác sĩ cũng chỉ làm việc trong thời gian ngắn tại Bệnh viện quốc tế FV. Các bệnh viện PPP cũng phải cạnh tranh với các bệnh viện tư nhân quốc tế quy mô lớn để thu hút đội ngũ bác sĩ có chuyên môn lành nghề. Do đó, các dự án PPP trong lĩnh vực này thường thiếu thụt nghiêm trọng nguồn nhân lực y tế và một số dự án đã thất bại cũng vì lý do này.

Nếu các bệnh viện PPP có thể thu hút đội ngũ bác sĩ từ các bệnh viện công lập, chất lượng dịch vụ khám, chữa bệnh tại các bệnh viện công cũng sẽ bị giảm xuống. Trong quá trình phỏng vấn, lãnh đạo một bệnh viện lớn đã chỉ ra rằng "huy động các nguồn lực, đặc biệt là nguồn nhân lực chất lượng cho các dự án PPP, sẽ ảnh hưởng đến chất lượng dịch vụ của các bệnh viện công. Đối tượng hưởng lợi duy nhất từ dự án PPP trong trường hợp này là những người bệnh có điều kiện về tài chính. Các dự án PPP khi đó sẽ ảnh hưởng đến đa số người bệnh vì các bệnh viện công phải chia sẻ nguồn lực của mình trong cơ chế đầu tư PPP."

Các chuỗi y tế lớn trong nước ít quan tâm tới PPP y tế

Việt Nam có rất nhiều doanh nghiệp tư nhân có thể tham gia vào tất cả các chức năng trong dự án y tế, từ tài chính, thiết kế, xây dựng, bảo trì, vận hành đến cung cấp dịch vụ. Đối với công tác phát triển hạ tầng y tế, khu vực tư đã chứng minh được nguồn lực tài chính và kỹ thuật cần thiết để đối tác hiệu quả với khu vực công trong các dự án PPP. Trong cung ứng dịch vụ, cả nước có khoảng 20 chuỗi y tế, một số chuỗi được thành lập và phát triển trong quá trình tham gia vào các dự án hợp tác với khu vực công.

Điều ngạc nhiên là các chuỗi y tế lớn trong nước lại ít quan tâm đến đối tác với nhà nước theo phương thức PPP. Trong khi nhiều chuỗi không có kế hoạch thiết lập PPP nào, một số chuỗi đã dừng dự án cùng đầu tư với nhà nước. Một số nhà đầu tư và chuỗi y tế nước ngoài (ví dụ chuỗi bệnh viện Hoàn Mỹ của Clermont group và ICON group) quan tâm nhiều hơn tới thị trường PPP Y tế, tuy nhiên, vẫn chưa thành công với dự án PPP y tế nào. Trong các thảo luận và phỏng vấn cho nghiên cứu này, đại diện của các chuỗi y tế cùng nêu một quan ngại chung về ảnh hưởng tiêu cực của các nhóm lợi ích tới việc ra quyết định trong các dự án xã hội hóa và PPP Y tế. Những quan ngại khác bao gồm tệ quan liêu trong cơ quan hành chính, và các khó khăn trong đánh giá phần đóng góp của khối công lập. Tất nhiên, khi các chuỗi y tế, với khả năng cung cấp giá trị gia tăng về dịch vụ lâm sàng và quản lý, lại không tích cực tham gia thì các PPP dịch vụ y tế tại Việt Nam khó có thể phát triển được.

Không có hỗ trợ tài chính từ chính phủ cho dự án PPP

Do mục tiêu chính khi thực hiện các dự án PPP là để huy động các nguồn lực tài chính từ khu vực tư nhân (trong điều kiện ngân sách công hạn hẹp), Chính phủ Việt Nam hầu như không bố trí nguồn kinh phí hỗ trợ (ví dụ như cơ chế thanh toán dựa trên hạng mục khả dụng, ngân sách nhà nước chi trả, v.v.) mà chính phủ cung cấp cho các dự án PPP, ngay cả trong trường hợp để trợ cấp chi phí chăm sóc cho người nghèo. Theo tính toán, nguồn thu từ các dự án PPP y tế sẽ được tạo ra trực tiếp từ phí sử dụng dịch vụ của người bệnh dù điều đó có thể ảnh hưởng đến khả năng tiếp cận các dịch vụ này của người nghèo. Tuy nhiên, trong số những đại diện khu vực tư nhân được khảo sát ý kiến trong nghiên cứu này, 65 phần trăm mong muốn tạo ra toàn bộ nguồn thu từ phí sử dụng dịch vụ của người bệnh trong khi 35 phần trăm muốn được nhà nước thanh toán[7].

Ngoài việc không nhận được hỗ trợ tài chính trực tiếp từ nhà nước, các bệnh viện mới còn gặp khó khăn kết nối với hệ thống thanh toán của BHYT xã hội. Do tỷ lệ bao phủ BHYT ở Việt Nam ở mức cao[8], các bệnh viện không kết nối với hệ thống thanh toán bảo hiểm rất khó cạnh tranh được với các bệnh viện công, vốn đã có số lượng bệnh nhân lớn và kết nối được với hệ thống BHYT.

Hơn nữa, khu vực tư nhân dường như không hoàn toàn tin tưởng vào cơ chế bảo lãnh của chính phủ và các hình thức bảo đảm khác cho đầu tư tư nhân. Trước đây, Chính phủ Việt Nam đã áp dụng cơ chế bảo lãnh của chính phủ cho các dự án trong lĩnh vực điện và giao thông. Tuy nhiên, cơ chế bảo đảm của chính phủ dường như sẽ không được thực hiện với các dự án trong lĩnh vực y tế do trần nợ công ở mức cao và chính phủ có nhiều vấn đề ưu tiên khác. Khi chính phủ chưa có cơ chế bảo lãnh về doanh thu, thanh toán, tỷ giá ngoại tệ, dự trữ ngoại tệ, v.v., các tổ chức tín dụng nước ngoài sẽ không sẵn sàng chấp nhận rủi ro tài chính của các dự án PPP y tế tại Việt Nam do những rủi ro không được khắc phục triệt để[9]. Các cuộc phỏng vấn với khu vực tư nhân cho thấy, các doanh nghiệp trong khu vực này chủ yếu mong muốn chính phủ đảm bảo, tôn trọng quyền sở hữu tài sản của nhà đầu tư tại Việt Nam[10].

NHỮNG RÀO CẢN TỪ KHU VỰC TÀI CHÍNH

Theo ước tính của BYT, tổng dự toán vốn đầu tư toàn ngành tại Việt Nam trong giai đoạn 2016-2020 sẽ vào khoảng 32 tỷ USD, chiếm 8.4 phần trăm tổng chi ngân sách nhà nước[11]. Như đã phân tích trước đó, PPP là một trong những cơ chế thu hút nguồn vốn thực hiện để bổ sung cho các hình thức huy động khác như vay thương mại, hợp đồng hợp tác kinh doanh mà BYT khuyến khích đầu tư tư nhân để phát triển cơ sở hạ tầng trong lĩnh vực y tế. Trong tất cả các mô hình PPP tại Việt Nam, ngoại trừ hình thức O&M, nhà đầu tư tư nhân phải cấp vốn cho dự án PPP trước khi được thanh toán vốn đầu tư từ người sử dụng dịch vụ hoặc chính phủ.

Theo Nghị định về đầu tư PPP, các dự án PPP có tổng vốn đầu tư lên tới 1.500 tỷ đồng (khoảng 66 triệu USD), tỷ lệ vốn chủ sở hữu của nhà đầu tư không được thấp hơn 20 phần trăm tổng vốn đầu tư. Đối với dự án có tổng vốn đầu tư trên 1.500 tỷ đồng, tỷ lệ vốn chủ sở hữu của nhà đầu tư không được thấp hơn 20 phần trăm đối với phần vốn đến 1.500 tỷ đồng và không được thấp hơn 10 phần trăm đối với phần vốn từ trên 1.500 tỷ đồng. Điều này cũng có nghĩa, đối với hầu hết các dự án PPP trong lĩnh vực y tế, 80 phần trăm vốn đầu tư là các khoản vay từ ngân hàng hoặc nhà đầu tư phi ngân hàng (như các quỹ đầu tư) cho các nhà đầu tư tư nhân. Nói cách khác, các tổ chức tài chính trung gian như ngân hàng và quỹ đầu tư đóng vai trò quan trọng và đảm bảo tính khả thi của một dự án PPP.

Dường như không có sự thiếu hụt vốn trong ngắn hạn hoặc trung hạn đối với các dự án PPP, bao gồm cả trong lĩnh vực y tế. Rào cản chính mà các nhà đầu tư tư nhân trong các dự án PPP gặp phải trong lĩnh vực tài chính được trình bày như dưới đây.

Chênh lệch kỳ hạn hạn chế khả năng cho vay dài hạn của các tổ chức tài chính

Các dự án về y tế thường đòi hỏi thời gian cấp vốn tương đối dài. Kỳ hạn chênh lệch giữa nguồn vốn ngắn hạn và các khoản vay dài hạn trên bảng cân đối kế toán của các ngân hàng thương mại có thể hạn chế khả năng cho vay dài hạn của ngân hàng cho các dự án trong lĩnh vực y tế. Vốn huy động tiền gửi trung - dài hạn tại các ngân hàng thương mại Việt Nam chỉ chiếm 13 – 15 phần trăm[12]. Tỷ lệ các khoản vay trung và dài hạn trên tổng tỷ lệ nguồn vốn được ước tính là trên 30 phần trăm[13], tức nguồn vốn ngắn hạn được sử dụng để cho vay trung - dài hạn. Sử dụng tiền gửi ngắn hạn để cho vay dài hạn dẫn đến chênh lệch kỳ hạn và làm tăng rủi ro thanh khoản.

Kể từ năm 2018, NHNN đã quy định tỷ lệ tối đa của nguồn vốn ngắn hạn mà các ngân hàng thương mại có thể sử dụng để cho vay trung và dài hạn 40 phần trăm[14]. Trong các dự thảo thông tư được công bố, NHNN đề xuất tiếp tục giảm tỷ lệ này xuống 35 phần trăm và 30 phần trăm vào năm 2020 và 2021 để tuân thủ các tiêu chuẩn Basel II[15] trong tương lai. Việc giảm tỷ lệ này sẽ hạn chế hơn khả năng cho vay dài hạn của các ngân hàng thương mại đối với các dự án PPP y tế.

Tài chính dự án ở thị trường trong nước hầu như không có

Nhìn chung, các ngân hàng trong nước thường cung cấp các khoản vay kèm tài sản thế chấp. Các khoản vay dựa trên doanh thu, tài chính miễn truy đòi hoặc tài chính truy đòi ở mức hạn chế là những hình thức không phổ biến ở Việt Nam[16]. Các khoản vay này có tồn tại trong một số dự án cơ sở hạ tầng giao thông (cụ thể là đường cao tốc) và điện; tuy nhiên, những khoản vay này yêu cầu bảo lãnh của chính phủ hoặc bảo lãnh của nhà tài trợ dù nhà đầu tư đã có hợp đồng bao tiêu hoặc thỏa thuận về doanh thu tối thiểu. Các dự án được đánh giá dựa trên tài sản thế chấp hữu hình và bảo lãnh của Chính phủ Việt Nam mà không dựa trên dòng tiền của dự án. Về vấn đề này, một lãnh đạo cấp cao của Vietcombank từng cho rằng *"các dự án có doanh thu theo kèm tài sản thế chấp sẽ đủ điều kiện tiếp cận các khoản vay theo tỷ giá thị trường. Các tổ chức tài trợ dự án có thể tiếp cận nguồn tín dụng của chúng tôi với điều kiện các khoản vay được thế chấp bằng tài sản của công ty hoặc được chính phủ bảo lãnh."*

Tuy nhiên, các ngân hàng trong nước còn hạn chế về năng lực để cấp vốn vay cho các dự án PPP cơ sở hạ tầng đầu tư trên cơ sở tài chính miễn truy đòi - vấn đề khá phổ biến ở các nước đang phát triển và chưa có nhiều kinh nghiệm triển khai PPP. Các rào cản khác hạn chế hoạt động cho vay trên cơ sở miễn truy đòi của các ngân hàng trong nước bao gồm khó khăn trong đánh giá khả năng hoàn trả chi phí đầu tư nhân của chính quyền địa phương, cộng với các quy định không rõ ràng về các hình thức truy đòi khoản vay mà các ngân hàng có thể áp dụng trong trường hợp chính quyền địa phương mất khả năng hoàn trả chi phí đầu tư (Ngân hàng Thế giới tại Việt Nam và Ernst và Young 2019).

Ở nhiều thị trường phát triển và các nền kinh tế mới nổi, nhiều loại giao dịch chứng khoán hóa có thể được sử dụng để hỗ trợ đáp ứng nhu cầu tài chính cho các dự án cơ sở hạ tầng. Tuy nhiên, các luật và quy định hiện hành của Việt Nam không hoàn toàn hỗ trợ việc phát hành trái phiếu dựa trên dòng doanh thu dự án và các giao dịch chứng khoán hóa. Do đó, kinh nghiệm trong việc sử dụng các kỹ thuật tài trợ dự án hiện đại này cho đến nay vẫn còn rất hạn chế ở Việt Nam.

Các nhà đầu tư tổ chức không mấy mặn mà với các dự án PPP y tế, trong khi rào cản pháp lý ngăn cản các nhà đầu tư tổ chức khác

Nhiều nhà đầu tư tổ chức, như các quỹ đầu tư vốn cổ phần và quỹ đầu tư mạo hiểm ở Việt Nam và nước ngoài, đã bày tỏ sự quan tâm lớn đối với lĩnh vực chăm sóc sức khỏe của Việt Nam do tiềm năng tăng trưởng rất cao. Tuy nhiên, mối quan tâm này chủ yếu tập trung vào các bệnh viện tư hoặc các cơ hội tư nhân hóa trong khi các dự án PPP y tế phức tạp không mấy hấp dẫn đối với họ. Giám đốc đầu tư của VinaCapital lý giải thực trạng này như sau: "Một bệnh viện có thể dễ dàng tiếp cận nguồn vốn vay từ các ngân hàng, thay vì các quỹ đầu tư, do các điều kiện và yêu cầu cấp tín dụng của các quỹ đầu tư rất khắt khe. Trước khi đầu tư vào một dự án, một quỹ đầu tư phải thống nhất về chiến lược rút lui, chẳng hạn như niêm yết công khai hoặc bán cổ phần của doanh nghiệp dự án. Đối với một bệnh viện, đặc biệt là bệnh viện PPP, việc thực hiện chiến lược rút lui theo bất kỳ cách nào đều rất khó khăn."

Các công ty bảo hiểm, quỹ BHXH và các quỹ hưu trí khác ở Việt Nam có thể đầu tư vào các dự án PPP y tế. Hầu hết - thường lên tới 85 phần trăm - nguồn vốn nhàn rỗi của họ được đầu tư vào trái phiếu chính phủ và tiền gửi ngân hàng với mức độ rủi ro thấp, trong đó số vốn còn lại được đầu tư vào cổ phiếu, trái phiếu doanh nghiệp, góp vốn vào doanh nghiệp khác[17]. Tuy nhiên, các công ty bảo hiểm và quỹ hưu trí phải tuân thủ các quy định pháp lý nghiêm ngặt về hoạt động đầu tư và các quy định hiện hành hạn chế khả năng các đơn vị này tham gia đầu tư vào các dự án tư nhân. Quy định hiện tại không giới hạn số vốn đầu tư của các công ty bảo hiểm là các tài khoản tiền gửi không kỳ hạn vào các tổ chức tài chính trong nước. Tuy nhiên, các hình thức đầu tư vào chứng khoán có thu nhập cố định, góp vốn vào các doanh nghiệp khác hoặc kinh doanh bất động sản bị giới hạn về tỷ lệ vốn nhàn rỗi từ 10-50 phần trăm, tùy thuộc vào nhóm doanh nghiệp bảo hiểm[18]. Quỹ BHXH và quỹ hưu trí có thể đầu tư theo hình thức tiền gửi không kỳ hạn và mua trái phiếu chính phủ[19], nhưng đầu tư vào các hình thức trái phiếu hoặc dự án khác phải thực hiện theo quyết định của Thủ tướng Chính phủ.

Tóm lại, mặc dù Chính phủ Việt Nam đặt mục tiêu thúc đẩy các hình thức đầu tư PPP, bao gồm trong lĩnh vực y tế, cũng như có nhiều điều kiện thuận lợi để thực hiện hiệu quả trong thời gian tới, rất nhiều rào cản về khung pháp lý và trong các khu vực công lập, tư nhân và tài chính đã hạn chế việc áp dụng, phát triển nhanh các dự án PPP y tế.

GHI CHÚ

1. Thủ tướng Chính phủ (2013). Quyết định số 122/QĐ-TTg ngày 10/01/2013 phê duyệt Chiến lược quốc gia về bảo vệ, chăm sóc và nâng cao sức khỏe nhân dân giai đoạn 2011-2020, tầm nhìn đến năm 2030.

2. Ban Chấp hành Trung ương Đảng Cộng sản (2017). Nghị quyết số 20-NQ / TW ngày 25 tháng 10 năm 2017, về việc tăng cường chăm sóc sức khỏe cho mọi người trong tình hình mới.

3. UBND thành phố Hồ Chí Minh (2014). Quyết định số 1865/QĐ-UBND ngày 16/4/2014 phê duyệt Quy hoạch phát triển ngành y tế Thành phố Hồ Chí Minh đến năm 2020, tầm nhìn đến năm 2025.

4. *TP HCM lập Quỹ PDF để phát triển các dự án PPP*, Vietnambiz, truy cập từ địa chỉ https://vietnambiz .vn/tp-hcm-lap-quy-pdf-de-phat-trien-cac-du-an-ppp-22719.htm

5. Phỏng vấn HFIC

6. PPP - những khó khăn cần vượt qua? Viện Chiến lược và Chính sách tài chính, truy cập từ địa chỉ (https://www.mof.gov.vn/webcenter/portal/vclvcstc/r/m/ttsk/dtn/ttskdtn_chitiet?dDocName =UCMTMP122052&_afrLoop=7593030 % 26dDocName% 3DUCMTMP122052% 26_adf.ctrl -state% 3D10fuiji3p5_4)

7. Khảo sát thực hiện tại hội nghị bàn tròn do WB-KPMG phối hợp tổ chức tại Hà Nội (14/5/2019) và thành phố Hồ Chí Minh (22/5/2019)

8. Đến tháng 10/2018, tỷ lệ bao phủ bảo hiểm y tế tại Việt Nam đạt 87,62 phần trăm dân số cả nước. (http://tapchibaohiemxahoi.gov.vn/tin-tuc/ty-le-bao-phu-bhyt-dat-87-62-dan-so-ca-nuoc -20189).

9. Diễn đàn doanh nghiệp Việt Nam giữa kỳ ngày 26/6/2019

10. Khảo sát thực hiện tại hội nghị bàn tròn do WB-KPMG phối hợp tổ chức tại Hà Nội (14/5/2019) và TP HCM (22/5/2019)

11. Kế hoạch số 139/KH-BYT ngày 1/3/2016, của Bộ Y tế về bảo vệ, chăm sóc và nâng cao sức khỏe nhân dân giai đoạn 2016-2020.

12. Ngân hàng đẩy mạnh huy động vốn các kỳ hạn dài https://tbck.vn/ngan-hang-day-manh-huy -dong-von-cac-ky-han-dai-38932.html.

13. Các ngân hàng đang có tỷ lệ sử dụng vốn ngắn hạn cho vay dài hạn như thế nào http://nfsc.gov .vn/vi/dinh-che-tai-che/cac-ngan-hang-dang-co-ty-le-su-dung-von-ngan-han-cho-vay-trung -dai-han-nhu-the-nao/

14. Thông tư 36/2014/TT-NHNN và Thông tư 06/2016/TT-NHNN về sửa đổi một số điều của Thông tư 36/2014/TT-NHNN.

15. Basel II là phiên bản thứ hai của Hiệp ước Basel, trong đó đưa ra các nguyên tắc chung và các luật ngân hàng của ủy ban Basel về giám sát ngân hàng

16. Tư vấn giám sát, trong các cuộc phỏng vấn với Ngân hàng Ngoại thương Việt Nam, Ngân hàng Công thương Việt Nam, Ngân hàng Hàng hải Việt Nam, Ngân hàng Bưu điện Liên Việt, HSBC Việt Nam và Ngân hàng Standard Chartered tại Việt Nam trong dự án Huy động vốn cho đầu tư cơ sở hạ tầng tại Việt Nam - Quỹ tài chính cơ sở hạ tầng đô thị của Ngân hàng Thế giới.

17. Doanh nghiệp bảo hiểm Việt chủ yếu đầu tư và trái phiếu và tiền gửi ngân hàng http://vneconomy .vn/doanh-nghiep-bao-hiem-viet-chu-yeu-dau-tu-vao-trai-phieu-va-tien-gui-ngan-hang -20180511145030328.htm

18. Nghị định 73/2016/NĐ-CP của Chính phủ ngày 1/7/2016 quy định chi tiết thi hành Luật Kinh doanh bảo hiểm, Điều 62

19. Nghị định 30/2016/NĐ-CP của Chính phủ ngày 28/4/2016 quy định chi tiết hoạt động đầu tư từ quỹ bảo hiểm xã hội và quỹ hưu trí.

TÀI LIỆU THAM KHẢO

World Bank. 2018. *Infrastructure Public Private Partnerships 2018*. Washington, DC: World Bank.

World Bank Vietnam and Ernst and Young. 2019. "Vietnam: National Roadmap to Support PPP Program and Fiscal Risk Management Agenda."

6 Kết luận và Khuyến nghị

KẾT LUẬN

Báo cáo này cho thấy các hình thức đầu tư theo phương thức đối tác công tư (PPP) trong lĩnh vực y tế đã được áp dụng phổ biến tại các quốc gia phát triển, cũng như các nước có thu nhập trung bình thấp. Thông thường, hợp đồng PPP y tế sẽ kết hợp nhiều giai đoạn hoặc chức năng của dự án như thiết kế, xây dựng, tài chính, bảo trì, vận hành, cung cấp dịch vụ y tế. Tùy theo vai trò và trách nhiệm mà khu vực tư nhân đảm nhận, PPP y tế có thể được phân thành năm loại hình chính: PPP dịch vụ quản lý thiết bị, PPP dịch vụ quản lý và vận hành, PPP dịch vụ chuyên khoa, PPP cơ sở vật chất và PPP tích hợp. Mỗi loại hình PPP y tế đều có ưu điểm và nhược điểm nhất định, do đó, phương thức "một cỡ vừa tất cả" khó thể đáp ứng được sự khác biệt đáng kể về kinh tế và chăm sóc sức khỏe. Điều đáng lưu ý ngay ở các thị trường phát triển, việc quản lý các hợp đồng PPP y tế vẫn là nhiệm vụ thách thức.

Ở Việt Nam, khoảng trống giữa nhu cầu đầu tư và khả năng tài chính của nhà nước đã thúc đẩy chính phủ tập trung vào huy động nguồn lực tư nhân để cung ứng tài sản và dịch vụ công thông qua cơ chế PPP. Nhiều hợp đồng PPP đã được ký kết để phát triển cơ sở hạ tầng về giao thông, năng lượng, nước và thương mại. Việc áp dụng PPP trong ngành y tế còn rất hạn chế bất chấp một số yếu tố thúc đẩy như khuyến khích xã hội hóa hoạt động y tế, tăng cường tự chủ bệnh viện, mở rộng bao phủ BHYT toàn dân và phát triển tín dụng y tế. Báo cáo này ước tính có 63 dự án PPP trong lĩnh vực y tế được đề xuất, phần lớn trong số đó sẽ cung ứng dịch vụ trong bệnh viện, hướng tới nhóm dân cư có thu nhập cao ở các đô thị, làm dấy lên hoài nghi về tính công bằng và hiệu quả trong tiếp cận dịch vụ công. Quá trình chuẩn bị, thẩm định và phê duyệt dự án thường bị kéo dài. Hiện mới có 18 dự án hoàn thành được nghiên cứu tiền khả thi và 10 dự án hoàn thành nghiên cứu khả thi. Công tác đấu thầu lựa chọn nhà đầu tư không được quản trị tốt và thiếu hiệu quả. Trong 8 dự án đến giai đoạn đấu thầu, có 4 dự án chỉ định nhà đầu tư, 3 dự án áp dụng đấu thầu cạnh tranh nhưng không có nhà đầu tư tham gia hoặc chỉ có một nhà đầu tư trúng sơ tuyển. Thành quả về phát triển hạ tầng và cung ứng dịch vụ y tế thông qua phương thức PPP còn rất khiêm tốn: trong 3 hợp đồng PPP y tế đã ký kết với nhà đầu tư, một hợp đồng Xây dựng – Sở hữu – Kinh doanh Bệnh viện đa khoa 500 giường đã bị hủy, một hợp đồng Xây dựng – Kinh doanh – Chuyển giao bệnh viện 200 giường theo yêu cầu đi vào vận hành từ 2014 nhưng tình hình hoạt động và tài chính kém, còn một hợp đồng Xây dựng – Chuyển giao trường đại học y tế công cộng đã hoàn thành nhưng không có cơ chế cho khối tư nhân chia sẻ trách nhiệm bảo trì.

Việc thiết kế và triển khai các dự án PPP y tế ở Việt Nam đang gặp phải nhiều vướng mắc về khung pháp lý, cơ chế triển khai, năng lực của cả khu vực công và tư. Mặc dù có những cải thiện trong thời gian gần đây, khung chính sách và quy định hiện tại về PPP vẫn còn thiếu một số hướng dẫn quan trọng để sàng lọc dự án PPP, phân bổ rủi ro, xây dựng chỉ số kết quả chủ chốt, cung cấp hỗ trợ của chính phủ và quản lý đề xuất tự nguyện. Ngành y tế cũng chưa có định hướng chính sách rõ ràng với PPP. Cơ cấu tổ chức và năng lực cán bộ hiện nay chưa đủ mạnh để quản lý các hợp đồng phức tạp như PPP. Ngoài 3 đơn vị chuyên trách PPP chung được thành lập ở BKH&ĐT và hai thành phố lớn nhất, không có đơn vị chuyên trách PPP y tế nào ở cấp trung ương lẫn địa phương. Trong khi phần lớn các cơ sở y tế công lập gặp khó khăn về tài chính, đội ngũ cán bộ quản lý y tế thiếu năng lực và thông tin để chuẩn bị, triển khai dự án PPP. Khu vực tư nhân, tuy có thế mạnh về phát triển hạ tầng, lại thiếu hụt nguồn nhân lực trình độ cao và không được tạo động lực để tham gia cung ứng dịch vụ y tế công. Mặc dù nguồn tín dụng cho y tế khá dồi dào trong ngắn hạn và trung hạn, khả năng cho vay dài hạn của các ngân hàng bị hạn chế và tài chính dự án cho PPP y tế hầu như không có.

KHUYẾN NGHỊ

Trong bối cảnh hiện nay, việc lựa chọn mô hình và hợp đồng PPP y tế nên được tiến hành thận trọng. Các dự án PPP y tế đang triển khai gợi ý rằng mô hình PPP "nặng về công trình, nhẹ về dịch vụ", ví dụ như dự án PPP về trang thiết bị và cơ sở vật chất, thường là những lựa chọn khả thi nhất. Các mô hình PPP "nhẹ về công trình, nặng về dịch vụ", như PPP dịch vụ chuyên khoa và PPP tích hợp ở cấp chăm sóc sức khỏe ban đầu, cũng có thể phù hợp với một số dự án mà ở đó khối tư nhân có nhiều lợi thế cạnh tranh, ví dụ như dịch vụ chẩn đoán. Tuy nhiên, Việt Nam dường như chưa sẵn sàng thực hiện mô hình bệnh viện PPP lồng ghép toàn diện do nhiều rào cản khác nhau trong khung pháp lý hiện hành, cũng như khoảng cách năng lực giữa khu vực công lập và tư nhân. Một dự án bệnh viện PPP tích hợp một phần theo cơ chế "cùng địa điểm, cùng thương hiệu" và chia sẻ lợi nhuận có thể khả thi và hấp dẫn hơn về mặt thương mại nhưng sẽ đòi hỏi chính phủ thực hiện các biện pháp để giảm thiểu tác động bất lợi đối với tình hình chăm sóc sức khỏe.

Bốn trong số các loại hợp đồng được quy định gồm Xây dựng – Thuê dịch vụ - Chuyển giao, Xây dựng – Chuyển giao – Thuê dịch vụ, Xây dựng – Kinh doanh – Chuyển giao, và Xây dựng – Chuyển giao – Kinh doanh đều có thể áp dụng trong lĩnh vực y tế. Hợp đồng Xây dựng – Thuê dịch vụ - Chuyển giao, Xây dựng – Chuyển giao – Thuê dịch vụ dựa trên cơ chế thanh toán dựa trên hạng mục khả dụng và phù hợp với các dự án y tế mà doanh nghiệp tư nhân không chấp nhận rủi ro về doanh thu liên quan đến việc sử dụng của người bệnh (ví dụ dự án PPP về trang thiết bị và cơ sở vật chất). Các hợp đồng Xây dựng – Kinh doanh – Chuyển giao hoặc Xây dựng – Chuyển giao – Kinh doanh phù hợp với các dự án PPP cơ sở hạ tầng y tế, nhưng cũng có thể áp dụng cho các mô hình PPP dịch vụ chuyên khoa và PPP tích hợp nếu trách nhiệm và rủi ro về vận hành được xác định rõ trong hợp đồng. Về mặt lý thuyết, hợp đồng Quản lý – Kinh doanh là một lựa chọn tiềm năng cho các dự án PPP về cung ứng dịch vụ; tuy nhiên, hình thức này chưa được áp dụng tại Việt Nam. Hợp đồng Xây dựng – Sở hữu – Kinh doanh không được khuyến nghị thực hiện vì thực tế là cả khu vực công lập và tư nhân đều chưa sẵn sàng chuyển giao đầy đủ trách nhiệm, rủi ro cho khu vực tư nhân.

Về lâu dài, chính phủ Việt Nam nên định hướng lại các dự án PPP y tế theo hai mục tiêu chính của hệ thống y tế quốc gia: Công bằng và Hiệu quả. Tất cả các dự án PPP y tế tiềm năng phải được sàng lọc nghiêm ngặt để chứng minh tính phù hợp với lợi ích của người dân và đảm bảo giá trị đồng tiền khi áp dụng phương thức này. Chỉ có những dự án PPP y tế qua sàng lọc mới được đưa vào trong kế hoạch phát triển ngành y tế và kế hoạch đầu tư công trung hạn. Khi đó, nhà nước sẽ có cơ sở để hỗ trợ cho các dự án PPP y tế hợp lệ - đặc biệt là những dự án hướng đến các nhóm dân cư chịu thiệt thòi - để chúng trở nên vững vàng về tài chính và thu hút được nhà đầu tư. Các hợp đồng PPP y tế cần được theo dõi bằng các chỉ số kết quả hoạt động chủ chốt (KPI) và đối tác tư nhân được chi trả theo kết quả cung ứng dịch vụ.

Việt Nam đang xây dựng Luật đầu tư theo phương thức PPP và đây là cơ hội hoàn thiện các khái niệm về PPP và tối ưu hóa quy trình, thủ tục phát triển một dự án PPP y tế. Việc mở rộng phạm vi khung pháp lý là yêu cầu cần thiết để thúc đẩy hợp tác PPP trong các lĩnh vực xã hội, trong đó việc cung cấp dịch vụ cũng có vai trò tương đương như phát triển cơ sở hạ tầng ngành. Đặc biệt, khái niệm PPP trong khung pháp lý cần nêu rõ tính chất đầu tư dài hạn của các hợp đồng cung cấp dịch vụ, tầm quan trọng của việc chia sẻ rủi ro và trách nhiệm quản lý, vai trò của cơ chế thanh toán dựa trên kết quả thực hiện trong việc thực hiện hiệu quả các dự án PPP. Phạm vi của các hợp đồng PPP không nên giới hạn với các dự án cơ sở hạ tầng theo hình thức "xây dựng và vận hành/cho thuê" mà nên áp dụng mở rộng với các dịch vụ công chất lượng cao cho người dân, qua đó lồng ghép các dự án PPP cho các dịch vụ phi đầu tư trong các lĩnh vực xã hội. Hợp đồng Xây dựng – Chuyển giao cơ bản là những hợp đồng ngắn hạn và không xác định trách nhiệm cung cấp dịch vụ cho bên tư nhân, do đó, không nên coi là hợp đồng PPP.

Luật Đầu tư theo phương thức PPP cần quy định rõ về mục đích và nội dung yêu cầu với mỗi nghiên cứu. Nghiên cứu tiền khả thi cần bao gồm phân tích định tính về khả năng phát huy giá trị đồng tiền của mô hình hợp đồng PPP so với mô hình hợp đồng truyền thống. Nghiên cứu khả thi cần tiến hành đánh giá định lượng hơn là định tính khả năng phát huy giá trị đồng tiền nhằm hỗ trợ các CQNN có thẩm quyền thiết kế phù hợp khung chia sẻ rủi ro. Báo cáo nghiên cứu khả thi cần có đủ thông tin chi tiết để xác định tính khả thi về thương mại, tài chính và kỹ thuật của dự án. (Ngân hàng Thế giới Việt Nam và Ernst và Young 2019).

Các hợp đồng PPP nên xác định rõ các sản phẩm đầu ra mong muốn, đồng thời quy định việc thanh toán cho doanh nghiệp dự án dựa trên kết quả thực hiện/đầu ra thực tế thay vì tập trung vào các yếu tố đầu vào. Cách thực hiện này cho phép doanh nghiệp tư nhân linh hoạt, sáng tạo trong việc thực hiện các yêu cầu của hợp đồng phù hợp với ngân sách trong khi vẫn đảm bảo mức chất lượng tối thiểu của các dịch vụ công. Hình thức hợp đồng dựa trên kết quả thực hiện đòi hỏi xác định bộ Chỉ số kết quả hoạt động chủ chốt và các mục tiêu cụ thể để CQNN có thẩm quyền tiến hành theo dõi trong suốt quá trình thực hiện dự án. Các bên ký kết hợp đồng phải phân bổ nguồn lực và bố trí nhân lực có chuyên môn để giám sát kết quả thực hiện hàng tháng, hàng quý của doanh nghiệp dự án trong suốt thời gian hợp đồng. Hướng dẫn chi tiết hơn về cách xác định và chuẩn bị các nội dung của các nghiên cứu, hợp đồng cần được BKH&ĐT đưa vào một Nghị định hoặc Thông tư liên quan.

Khung pháp lý và quy định về PPP cần quy định rõ các trường hợp được nộp đề xuất tự nguyện cũng như yêu cầu nhà đầu tư tuân thủ quy trình đấu thầu cạnh tranh rộng rãi. Các tiêu chí đánh giá, phê duyệt một đề xuất tự nguyện cần bao gồm: (1) đề xuất tự nguyện giới thiệu cơ chế cung cấp dịch vụ sáng tạo hoặc hiệu quả cho một ưu tiên quan trọng trong chính sách công; và (2) dự án không tạo ra sự cạnh tranh thiếu lành mạnh về cung cấp dịch vụ. Các đề xuất tự nguyện phải tuân thủ các quy trình chuẩn bị, quản lý dự án áp dụng cho các đề xuất dự án bắt buộc (Ngân hàng Thế giới Việt Nam và Ernst và Young 2019). Trong trường hợp lựa chọn đề xuất được chọn để đấu thầu cạnh tranh rộng rãi, khung pháp lý nên loại bỏ lợi thế 5% cho người đề xuất ban đầu. Những điều chỉnh về quản lý các đề xuất dự án tự nguyện nên được thể hiện trong Luật Đầu tư theo hình thức PPP và các Nghị định hoặc Thông tư hướng dẫn của BKH&ĐT.

Luật đầu tư theo phương thức PPP nên cho phép các cơ quan quản lý có thẩm quyền cung cấp hỗ trợ tài chính công, bao gồm trợ cấp xây dựng, chi trả hạng mục khả dụng và bảo lãnh. Nhiều dự án PPP y tế được đánh giá là không mang lại lợi nhuận dù có thể hỗ trợ thực hiện các mục tiêu bao phủ y tế toàn dân, bao gồm các dự án hướng đến các nhóm dễ bị tổn thương. Trong khi đó, các nhà đầu tư tổ chức sẽ chỉ đầu tư vào một dự án PPP khả thi về mặt thương mại và các ngân hàng sẽ chỉ cấp vốn vay cho một dự án PPP có khả năng thành công về tài chính. Chính phủ nên nghiên cứu các cơ chế hỗ trợ tài chính dài hạn trong nhiều năm để nâng cao khả năng thành công tài chính và khả năng vay vốn của các dự án PPP loại này. Ngoài giao đất và miễn nghĩa vụ thuế, các lựa chọn sau đây có thể được chính phủ xem xét khi hỗ trợ tài chính cho các dự án PPP y tế:

• Cung cấp các khoản vay ưu đãi, ví dụ như quỹ kích cầu đầu tư tại Thành phố Hồ Chí Minh

• Cung cấp các khoản thanh toán dựa trên kết quả đầu ra theo từng đơn vị/người sử dụng dịch vụ hoặc theo ca bệnh, chẳng hạn như thanh toán cho từng chu kỳ thận nhân tạo thông qua BHXH

• Cung cấp các khoản trợ cấp xây dựng như mô hình ở Hàn Quốc, hoặc các khoản bù đắp tài chính như ở Ấn Độ và Philippines

• Bảo lãnh doanh thu hoặc nhu cầu tối thiểu, chẳng hạn như bảo lãnh của chính phủ Thổ Nhĩ Kỳ về công suất sử dụng giường bệnh ở mức tối thiểu 70 phần trăm;

• Bảo lãnh của chính phủ với các nghĩa vụ tài chính, như quỹ bảo lãnh cơ sở hạ tầng của Indonesia hoặc quỹ bảo lãnh tín dụng cơ sở hạ tầng của Hàn Quốc;

Luật đầu tư theo phương thức PPP và các văn bản pháp quy liên quan nên quy định chi tiết vai trò và trách nhiệm của các cơ quan chính phủ và các CQNN có thẩm quyền đối với việc quản lý các cam kết tài chính liên quan đến PPP. Khuyến nghị rằng: (1) các CQNN có thẩm quyền cần có vai trò lập dự toán, hạch toán, lập ngân sách, giám sát và báo cáo các nghĩa vụ tài chính với từng dự án và danh mục đầu tư tương ứng thuộc phạm vi quản lý; và (2) BTC cần có vai trò giám sát các nghĩa vụ tài chính (cả trực tiếp và dự phòng) của mỗi CQNN có thẩm quyền, đồng thời giám sát và quản lý các nghĩa vụ tài chính ở cấp quốc gia. Các khoản thanh toán dựa trên hạng mục khả dụng nên được coi là một hình thức vay nợ dài hạn khi ký kết hợp đồng. Các nghĩa vụ dự phòng cần được ước tính và hạch toán bằng cách sử dụng các công cụ như mô hình đánh giá rủi ro tài chính trong đầu tư PPP do Ngân hàng Thế giới và Quỹ Tiền tệ Quốc tế phát triển (Ngân hàng Thế giới Việt Nam và Ernst và Young 2019). Các quy định chi tiết về hỗ trợ tài chính công, bao gồm các tiêu chí đủ điều kiện, cơ chế giải ngân, hỗ trợ của ngân sách trung ương cho các dự án cấp địa phương và việc quản lý các nghĩa vụ tài chính cần được BTC phối hợp với BKH&ĐT xây dựng.

BYT nên xây dựng Thông tư hướng dẫn sàng lọc, chuẩn bị, triển khai, theo dõi và đánh giá các dự án PPP y tế theo định hướng công bằng - hiệu quả. Các yếu tố nên xem xét khi sàng lọc dự án PPP y tế bao gồm mức độ phù hợp với các ưu tiên chiến lược của ngành, bao gồm mục tiêu bao phủ y tế toàn dân; quy mô dự án tối thiểu; phạm vi, mức độ phức tạp và khả năng chuyển giao rủi ro và trách nhiệm; khả thi tài chính dựa trên khả năng tạo doanh thu và dự tính chi phí; khả năng chấp nhận của công chúng và thị trường; và các chỉ số kết quả hoạt động chủ chốt để đánh giá kết quả thực hiện. Chỉ có những dự án PPP y tế phù hợp với các ưu tiên chiến lược của ngành mới được đưa vào trong quy hoạch phát triển mạng lưới y tế, làm cơ sở để nhà nước huy động nguồn vốn tư nhân và chi trả phí dịch vụ từ Bảo hiểm xã hội Việt Nam. Với danh sách đáng tin cậy các dự án PPP y tế, nhà nước sẽ thể hiện cam kết chăm sóc sức khỏe nhân dân và năng lực thực hiện các sáng kiến này với các nhà đầu tư.

Thông tư về PPP y tế nên có các hướng dẫn kỹ thuật để giải quyết những vấn đề đặc thù của ngành y tế phát sinh trong suốt vòng đời dự án PPP, bao gồm các tiêu chuẩn đầu ra mong đợi, nguyên tắc phân bổ rủi ro và trách nhiệm cung ứng dịch vụ lâm sàng và phi lâm sàng, các chỉ số kết quả hoạt động chủ chốt theo quy trình và hướng đến người bệnh, chi trả dựa trên kết quả, yêu cầu theo dõi và báo cáo kết quả thực hiện các dự án PPP y tế v.v. Những nội dung hiện còn chưa rõ ràng, chắc chắn liên quan đến dịch vụ do doanh nghiệp tư nhân phối hợp với cơ sở y tế công cung cấp như giá dịch vụ, chi trả qua BHYT, quản lý nguồn nhân lực và đấu thầu thuốc cần được quy định cụ thể. Việc phân công trách nhiệm và phân bổ nguồn lực cho quản lý các dự án PPP y tế cần được quy định cụ thể cho tất cả các đơn vị trực thuộc BYT và SYT các tỉnh, thành phố.

Cơ cấu tổ chức trong ngành y tế cần được tăng cường để quản lý các dự án hợp tác và đối tác công tư. Ở cấp trung ương, BYT nên thành lập một đơn vị chuyên trách thuộc Vụ KH-TC để thúc đẩy quá trình chuẩn bị, thực hiện và giám sát chương trình hợp tác công tư, bao gồm các dự án PPP, trong lĩnh vực y tế. Đơn vị này cần có đủ nhân viên có trình độ chuyên môn để thực hiện các nhiệm vụ sau:

- Xây dựng các quy định và hướng dẫn liên quan đến các hình thức hợp tác công tư trong lĩnh vực y tế, bao gồm PPP
- Xây dựng và tổ chức các khóa đào tạo cho cán bộ quản lý y tế công về PPP hoặc các hình thức hợp tác công-tư khác trong ngành y tế, đồng thời thúc đẩy và phổ biến các thực hành tốt về quản lý dự án y tế PPP hoặc hợp tác công-tư khác
- Tổ chức các hội nghị và sự kiện truyền thông về PPP hoặc các hình thức hợp tác công-tư khác cho khu vực tư nhân
- Thúc đẩy xây dựng danh mục các dự án PPP y tế tiềm năng thuộc phạm vi quản lý của BYT bằng cách hỗ trợ kỹ thuật cho các đơn vị trung ương đánh giá tính phù hợp của các dự án PPP và tiến hành chuẩn bị các dự án PPP y tế
- Tham gia thẩm định, lựa chọn nhà đầu tư tư nhân và đàm phán hợp đồng các dự án PPP y tế thuộc phạm vi quản lý của BYT
- Kiểm tra, giám sát và đánh giá hiệu quả của các dự án PPP và các dự án liên doanh, liên kết trong lĩnh vực y tế
- Xây dựng cơ sở dữ liệu quốc gia về các dự án PPP y tế
- Huy động vốn và hỗ trợ kỹ thuật để thực hiện chương trình PPP
- Phối hợp với các bên liên quan thực hiện hoạt động về PPP y tế

Các sáng kiến tương tự nên được thực hiện ở các tỉnh và thành phố. Ví dụ, SYT Thành phố Hồ Chí Minh nên cân nhắc thành lập một đơn vị chuyên trách về các dự án PPP y tế. Trách nhiệm của đơn vị này cần bao gồm, nhưng không giới hạn ở: tư vấn, đào tạo các cơ sở y tế về PPP hoặc các hình thức hợp tác công-tư khác trong ngành; tham gia thẩm định các tài liệu dự án, lựa chọn nhà đầu tư và đàm phán hợp đồng; theo dõi, giám sát và đánh giá hiệu quả của các dự án PPP và các dự án liên doanh, liên kết trong lĩnh vực y tế trên địa bàn thành phố. SYT thành phố Hà Nội và các địa phương có nhiều dự án PPP và hợp tác công-tư thức khác cũng có thể cân nhắc thành lập đơn vị chuyên trách để tăng cường triển khai các dự án này trong lĩnh vực y tế.

Các đơn vị chuyên trách PPP ở trung ương và địa phương cần dự toán và huy động các nguồn lực để quản lý các dự án PPP y tế. Chi phí trả trước cho việc chuẩn bị và đấu thầu dự án có thể chiếm khoảng 3 – 4 phần trăm tổng chi phí đầu tư với các dự án PPP có chi phí dưới 100 triệu USD (Farquharson và cộng sự 2011) và thường lớn hơn trong các dự án PPP y tế quy mô nhỏ. Việc thành lập quỹ phát triển dự án thuộc BYT và tại cấp tỉnh, có thể với sự hỗ trợ của các nhà tài trợ, sẽ thúc đẩy thực hiện hiệu quả và bền vững hơn các dự án PPP y tế. Tại nhiều quốc gia, các đơn vị trúng thầu phải hoàn trả vào quỹ phát triển dự án các chi phí xây dựng và chuẩn bị dự án, qua đó giúp quỹ phát triển dự án tự đảm bảo tài chính. Ngoài ra, nguồn nhân lực và tài chính cần được phân bổ cho hoạt động quản lý hợp đồng trong suốt giai đoạn xây dựng, vận hành thử và vận hành thực tế. Sau khi được thành lập, các đơn vị quản lý dự án PPP y tế cần được cấp ngân sách để thường xuyên giám sát kết quả thực hiện dự án, bao gồm khảo sát người bệnh; tiến hành các điều khoản thanh toán hợp đồng; và xử lý các vấn đề phát sinh trong quá trình thực hiện dự án.

Cán bộ quản lý y tế công cần được đào tạo để có đủ năng lực chuẩn bị và triển khai dự án PPP. Đơn vị chuyên trách về PPP trong BYT nên xây dựng một chương trình đào tạo để nâng cao nhận thức và năng lực của các cán bộ quản lý về PPP y tế. Nhiều quốc gia đã cấu trúc chương trình đào tạo này ở các cấp độ khác nhau – giới thiệu, trung cấp và nâng cao - tùy thuộc vào trách nhiệm của đối tượng đích. Chương trình đào tạo ở mức giới thiệu dành cho các cán bộ quan tâm đến chương trình PPP y tế. Học viên trong chương trình đào tạo này sẽ được hướng dẫn về định nghĩa và các loại hình PPP, tiếp cận với các xu hướng và kinh nghiệm thế giới về thực hiện các dự án PPP y tế, giới thiệu tổng quan về khung pháp lý và thể chế quốc gia, những kết quả và vấn đề chính trong việc thực hiện các dự án PPP trong lĩnh vực y tế. Đào tạo ở trình độ trung cấp thường hướng đến các cán bộ quản lý tham gia vào quá trình chuẩn bị, thực hiện các dự án PPP y tế. Thời gian đào tạo thường kéo dài cả ngày; ngoài nội dung ở trình độ cơ bản, chương trình cũng cung cấp các kiến thức kỹ thuật cần thiết để xác định, chuẩn bị, đấu thầu và triển khai một dự án PPP. Khóa đào tạo nâng cao thường dành cho những cán bộ trực tiếp thực hiện các dự án PPP, cần phải thành thạo và có kỹ năng chuyên môn để quản lý các dự án PPP y tế. Chương trình đào tạo thường bao gồm nội dung ở năm lĩnh vực chuyên môn về quản lý dự án PPP y tế, bao gồm kỹ năng lập kế hoạch, đấu thầu và pháp lý, quản lý tài chính, kỹ thuật và quản lý dự án.

Trong giai đoạn đầu, việc đào tạo giảng viên nên giao cho các chuyên gia có kinh nghiệm về PPP y tế thực hiện. Để duy trì tính bền vững của chương trình đào tạo, BYT nên xây dựng năng lực của các cơ sở đào tạo địa phương để thực hiện các chương trình đó. Các bên liên quan chính từ BYT, BKH&ĐT, SYT và SKH&ĐT một số tỉnh, thành phố có danh mục dự án PPP y tế tiềm năng tham gia các khóa đào tạo chứng chỉ PPP được quốc tế công nhận. Các tổ chức cung cấp khóa chương trình này bao gồm APMG[1], Euromoney[2], PPP expert[3] và UN ESCAP[4]. Tham dự các hội nghị quốc tế về PPP y tế[5] cũng sẽ giúp các đại biểu Việt Nam học hỏi kinh nghiệm từ nhiều dự án PPP y tế ở các quốc gia khác nhau.

Phát triển y tế tư nhân và minh bạch thông tin giúp nhà nước có nhiều cơ hội để xây dựng quan hệ đối tác hiệu quả và bền vững trong các dự án PPP y tế. Xây dựng năng lực cho khối y tế tư nhân cũng đóng vai trò quan trọng tương đương như xây dựng năng lực cho các chủ thể trong khối công lập. Chính phủ nên xem xét mở rộng phạm vi các hoạt động xây dựng năng lực cho các chuyên gia trong khu vực tư nhân. BYT, phối hợp với BKH&ĐT và UBND các tỉnh, thành phố trực thuộc trung ương, nên duy trì hoạt động các trang web và thường xuyên tổ chức các hội nghị với khối tư nhân liên quan đến PPP. Một trang web đăng tải các chính sách và các dự án PPP y tế sẽ là một công cụ hiệu quả để cung cấp thông tin về các cơ hội trong lĩnh vực y tế cho công chúng và thị trường. Các nhà đầu tư tư nhân sẽ quan tâm nhiều hơn đến các dự án y tế nếu họ hiểu rõ các chính sách về PPP y tế, nhìn thấy các dự án PPP y tế đã triển khai thành công và được tiếp cận danh sách các dự án PPP y tế trong tương lai. Để quản lý cơ sở dữ liệu về PPP y tế, Chính phủ và BYT nên đưa ra các quy trình chuẩn để theo dõi, báo cáo, trao đổi và công bố thông tin liên quan về các dự án PPP. Các hội nghị về PPP cũng sẽ hỗ trợ hiệu quả quá trình truyền thông, nâng cao nhận thức của các nhà đầu tư, nhà thầu tiềm năng và các bên liên quan về các chính sách PPP y tế mới nhất, danh sách các dự án PPP y tế hiện tại và nhu cầu huy động tài chính cho các dự án đó. Các cuộc đối thoại thường xuyên với doanh nghiệp tư nhân thông qua các hội nghị về PPP cũng là cơ hội để các nhà đầu tư hiện tại/tiềm năng tăng cường tiếng nói trong chương trình PPP y tế. Các bên liên quan tư nhân bao gồm tổ chức cho vay, nhà đầu tư nắm giữ cổ phần, cơ quan tín dụng xuất khẩu, nhà thầu và nhà cung cấp thiết bị, và các cố vấn kỹ thuật, tài chính và pháp lý.

Cuối cùng, phát triển của thị trường vốn địa phương có thể nâng cao khả năng cấp vốn vay dài hạn cho các dự án PPP y tế. Chính phủ cần tiếp tục xây dựng năng lực của các ngân hàng trong nước về phương pháp đánh giá hiệu quả các dự án PPP và cấp vốn vay theo hình thức miễn truy đòi. Hoạt động này cần đi kèm với việc điều chỉnh khung pháp lý và quy định theo hướng nâng cao tính minh bạch trong báo cáo tài chính của chính quyền địa phương và quy định rõ ràng các hình thức truy đòi khoản vay mà các ngân hàng có thể áp dụng trong trường hợp chính quyền địa phương mất khả năng hoàn trả chi phí đầu tư tư nhân (Ngân hàng Thế giới Việt Nam và Ernst và Young 2019).

GHI CHÚ

1. Xem "Chương trình chứng nhận Đối tác công-tư APMG" (https://ppp-certification.com/)
2. Xem "Tài chính cho cơ sở hạ tầng & PPP" (https://www.euromoney.com/learning/fin174/ppp-project-finance-infrastructure)
3. Xem "Đào tạo PPP" (http://ppptraining.uk/)\
4. Xem "Tài chính và sự tham gia của khu vực tư nhân" (https://www.unescap.org/our-work/transport/financing-and-private-sector-participation/public-private-partnership-course)
5. Ví dụ như Hội nghị PPP Y tế 2020 (http://www.ppphealth.com/)

TÀI LIỆU THAM KHẢO

Farquharson, Edward, Clemencia Torres de Mästle, E. R. Yescombe, and Javier Encinas. 2011. *How to Engage with the Private Sector in Public Private Partnerships in Emerging Markets*. Washington, DC: World Bank.

World Bank Vietnam and Ernst and Young. 2019. "Vietnam: National Roadmap to Support PPP Program and Fiscal Risk Management Agenda."

Danh mục tài liệu tham khảo

BÀI BÁO VÀ BÁO CÁO

Abuzaineh, N., E. Brashers, S. Foong, R. Feachem, and P. Da Rita. 2018. "PPPs in Healthcare: Models, Lessons and Trends for the Future." Healthcare Public Private Partnership Series No. 4, The Global Health Group, Institute for Global Health Sciences, University of California, San Francisco, and PwC, San Francisco.

ADB (Asian Development Bank). 2019. *Public-Private Partnership Monitor*. Second edition. Manila: Asian Development Bank.

ADB, EBRD, IDB, IsDB, MIF, PPIAF, and World Bank Group (Asian Development Bank, European Bank for Reconstruction and Development, InterAmerican Development Bank, Islamic Development Bank, Multi-Lateral Investment Fund, Public-Private Infrastructure Advisory Facility and World Bank Group). 2016. *The APMG Public Private Partnership Certification Guide*. Washington, DC: World Bank Group.

ADB Institute (Asian Development Bank Institute). 2016. "Infrastructure Investment, Private Finance and Institutional Investors: Asia from a Global Perspective." ADBI Working Paper 555, ADB, Manila.

Asian Development Bank and Agence Française de Développement. 2012. *Assessment of Public–Private Partnerships in Viet Nam: Constraints and Opportunities*. Manila: Asian Development Bank.

Australia, Department of Infrastructure and Regional Development. 2015. "National Public Private Partnership Policy Framework." Commonwealth of Australia, Canberra.

Báo đấu thầu. 2016. "Tìm mô hình đầu tư bệnh viện hiệu quả." http://baodauthau.vn/dau-tu/tim-mo-hinh-dau-tu-benh-vien-hieu-qua-31447.html.

Báo đấu thầu. 2017. "Cần phân định rõ PPP và xã hội hóa." https://baodauthau.vn/dau-tu/phan-dinh-ro-ppp-va-xa-hoi-hoa-39176.html.

Báo Kinh Te Saigon. 2018. "Còn nhập nhằng trong xã hội hóa đầu tư y tế." https://www.thesaigontimes.vn/272630/Co%CC%80n-nha%CC%A3p-nha%CC%80ng-trong-xa-hoi-hoa-dau-tu-y-te.html.

Báo Nhân Dân. 2015. "Dự án BOT giao thông." https://www.nhandan.com.vn/nation_news/item/27521002-chung-quanh-cac-du-an-bot-giao-thong-tiep-theo-va-het.html.

Báo Saigon Online. 2018. "Lình xình dự án BOT khu dịch vụ 200 giường trong Bệnh viện Đa khoa Cà Mau." http://www.sggp.org.vn/linh-xinh-du-an-bot-khu-dich-vu-200-giuong-trong-benh-vien-da-khoa-ca-mau-548601.html.

Báo Thanh Niên. 2018. "Bệnh viện hình thức BOT ở Cà Mau xin sang nhượng lại." https://thanhnien.vn/thoi-su/benh-vien-hinh-thuc-bot-o-ca-mau-xin-sang-nhuong-lai-950584.html.

Báo Tuổi Trẻ Online. 2019. "Người bệnh VN chi 2 tỉ USD/năm đi nước ngoài khám chữa bệnh." https://tuoitre.vn/nguoi-benh-vn-chi-2-ti-usd-nam-di-nuoc-ngoai-kham-chua-benh-20190115180355785.htm.

Báo Vietnam Economy. 2018. "Doanh nghiệp bảo hiểm việt chủ yếu đầu tư vào trái phiếu và tiền gửi ngân hang." http://vneconomy.vn/doanh-nghiep-bao-hiem-viet-chu-yeu-dau-tu-vao-trai-phieu-va-tien-gui-ngan-hang-20180511145030328.htm.

Báo Vietnam Investment Review. 2018. "Education and Healthcare among Priority FDI Sectors in 2018–2030." https://www.vir.com.vn/education-and-healthcare-among-priority-fdi-sectors-in -2018-2030-58115.html.

Báo Viet Nam News. 2018. "90% of Social Insurance Fund Invested in G-bonds." https://vietnamnews .vn/economy/465116/90-of-social-insurance-fund-invested-in-g-bonds.html.

Báo Vietnam Securities Times. 2019. "Ngân hàng đẩy mạnh huy động vốn các kỳ hạn dài." https:// tbck.vn/ngan-hang-day-manh-huy-dong-von-cac-ky-han-dai-38932.html.

Báo vietnambiz. 2017. "HCM lập quỹ pdf để phát triển các dự án PPP." https://vietnambiz.vn/tp-hcm -lap-quy-pdf-de-phat-trien-cac-du-an-ppp-22719.htm.

Báo VietnamNet Global. 2017. "HCM City to Call for PPP Investment in 130 Projects." https:// english .vietnamnet.vn/fms/business/180330/hcm-city-to-call-for-ppp-investment-in-130-projects .html.

Báo hiểm xã hội. 2018. "Tỷ lệ bao phủ BHYT đạt 87,62% dân số cả nước." http:// tapchibaohiemxahoi .gov.vn/tin-tuc/ty-le-bao-phu-bhyt-dat-87-62-dan-so-ca-nuoc-20189.

Campanaro, Alessandra, and Cuong Duc Dang. 2018. *Mobilizing Finance for Local Infrastructure Development in Vietnam—A City Infrastructure Financing Facility.* Washington, DC: World Bank.

Carlos, Oliveira Cruz, and Rui Cunha Marques. 2013. "Integrating Infrastructure and Clinical Management in PPPs for Health Care." *Journal of Management in Engineering* 29 (4): 471–81.

Castalia. 2018. "PPP Legal and Regulatory Framework Assessment Report." Unpublished. Comendeiro-Maaløe, Micaela, Manuel Ridao-López, Sophie Gorgemans, and Enrique Bernal-

Delgado. 2019. "A Comparative Performance Analysis of a Renowned Public Private Partnership for Healthcare Provision in Spain between 2003 and 2015." *Health Policy* 123 (2019): 412–18.

Deloitte. 2006. *Closing the Infrastructure Gap: The Role of Public-Private Partnerships.* Deloitte Services LP.

Economist Intelligence Unit. 2014. *Evaluating the Environment for Public-Private Partnerships in Asia-Pacific.* London: Economist Intelligence Unit.

European Union. 2013. "Health and Economics Analysis for an Evaluation of the Public Private Partnerships in Healthcare Delivery across EU." European Commission, Brussels.

Farquharson, Edward, Clemencia Torres de Mästle, E. R. Yescombe, and Javier Encinas. 2011. *How to Engage with the Private Sector in Public Private Partnerships in Emerging Markets.* Washington, DC: World Bank.

GIZ (Deutsche Gesellschaft fur Internationale Zusammenarbeit). 2018. "The Health Sector in vietnam: Investment and PPP Environment." Unpublished.

HFIC (Công ty tài chính và đầu tư nhà nước Hồ Chí Minh). 2015. "PPP góp phần giải bài toán vốn phát triển hạ tầng". http://www.hfic.vn/chi-tiet-bai-viet/30738/300/Tin-HFIC/PPP -gop-phan-giai-bai-toan-von-phat-trien-ha-tang-.

Hogan Lovells. 2015. "Taking Security in vietnam." Hogan Lovells International LLP, London.

IFC (International Finance Corporation). 2010. *IFC Advisory Services in Public-Private Partnerships— Lessons from Our Work in Infrastructure, Health, and Education.* Washington, DC: IFC.

JICA (Japan International Cooperation Agency). 2014. *Vietnam: Capacity Building Program for Promoting Private Sector Participation: Reference Guide on Key Issues.* JICA: Tokyo.

JICA (Japan International Cooperation Agency). 2016. "Data Collection Survey for Introduction of Japanese Expertise on Hospital PPP Project in Republic of Turkey." JICA, Tokyo.

Kieu Huu Hanh. 2019. "Report on Management Capacity for Health PPP."

KPMG. 2018. *What Works—The Triple Win: Rethinking Public Private Partnerships for Universal Healthcare.* KPMG International Cooperative.

Minh Thi Hai Vo and Karl Löfgren. 2019. "An Institutional Analysis of the Fiscal Autonomy of Public Hospitals in vietnam." *Asia and the Pacific Policy Studies.*

OECD (Organisation for Economic Co-operation and Development) and WHO (World Health Organization). 2016. *Health at a Glance: Asia/Pacific 2016: Measuring Progress towards Universal Health Coverage.* Paris: OECD Publishing. http://dx.doi.org/10.1787/health_glance_ap-2016-en.

PwC. 2010. *Build and Beyond: The (R)evolution of Healthcare PPPs.* PwC Health Research Institute.

Sosa Delgado-Pastor, v., E. Brashers, S. Foong, D. Montagu, and R. Feachem. 2016. "Innovation Rollout: valencia's Experience with Public Private Integrated Partnerships." Healthcare Public-Private

Partnerships Series No. 3, The Global Health Group, Global Health Sciences, University of California, San Francisco, and PwC, San Francisco.

Thành phố Hồ Chí Minh, Sở Y tế. 2019. Khảo sát trải nghiệm của bệnh nhân nội trú tại thành phố Hồ Chí Minh năm 2019."

Teo, H., S. Bales, C. Bredenkamp, and J. Salcedo. 2019. *The Future of Health Financing in Vietnam: Ensuring Sufficiency, Efficiency and Sustainability.* Washington, DC: World Bank.

UNESCAP (United Nations Economic and Social Commission for Asia and the Pacific). 2008. *Public Private Partnerships in Infrastructure Development—A Primer.* Bangkok: UNESCAP.

UNESCAP (United Nations Economic and Social Commission for Asia and the Pacific). 2017. *Infrastructure Financing Strategies for Sustainable Development in Vietnam.*

UNESCAP (United Nations Economic and Social Commission for Asia and the Pacific). 2017. "PPP Policy, Legal and Institutional Framework in Asia and the Pacific." UNESCAP, Bangkok.

UNESCAP (United Nations Economic and Social Commission for Asia and the Pacific). 2017. "Infrastructure Financing Strategies for Sustainable Development." vietnam National Study/ Paper. UNESCAP, Bangkok.

United Kingdom, National Audit Office. 2010. *The Performance and Management of Hospital PFI Contracts.* London: National Audit Office. http://www.p3spectrum.ca/project/. Accessed August 12, 2019. vietnam Business Forum Mid-term Meeting on June 26, 2019.

Ủy ban giám sát tài chính quốc gia. 2019. "Các ngân hàng đang có tỷ lệ sử dụng vốn ngắn hạn cho vay trung dài hạn như thế nào?" http://nfsc.gov.vn/vi/dinh-che-tai-che/cac-ngan-hang -dang-co-ty-le-su-dung-von-ngan-han-cho-vay-trung-dai-han-nhu-the-nao/.

Việt Nam, Ban Chỉ đạo Trung ương về Tổng điều tra Nông thôn, Nông nghiệp và Thủy Sản năm. 2016. *Báo cáo Kết quả Tổng điều tra Nông thôn, Nông nghiệp và Thủy sản.* Hà Nội: Nhà Xuất bản Thống kê.

Việt Nam, Kiểm toán Nhà nước. 2018. *Báo cáo Kiểm toán tổng hợp 2017.* https://hoatdongkiemtoan.sav .gov.vn/Pages/ket-qua-kiem-toan.aspx.

Việt Nam, Tổng cục Thống kê (General Statistics Office) và Quỹ Dân số Liên hiệp quốc (United Nations Population Fund). 2016. *Dự báo dân số Việt Nam 2014-2049.* Hà Nội: Nhà xuất bản Thông tấn.

Việt Nam, Bộ Tài Chính. 2018. "PPP – Những thách thức cần khắc phục."

Việt Nam, Bộ Y tế. 2007. *Báo cáo chung tổng quan ngành y tế năm 2006.* Hà Nội: Nhà Xuất bản Y học.

Việt Nam, Bộ Y tế. 2017. *Niên giám thống kê y tế năm 2015.* Hà Nội: Nhà Xuất bản Y học.

Việt Nam, Bộ Y tế. 2018. *Niên giám thống kê y tế năm 2017.* Hà Nội: Nhà Xuất bản Y học.

Việt Nam, Bộ Y tế. 2018. Hội thảo "nâng cao năng lực quản lý và hợp tác quốc tế trong ngành y tế". Ngày 7 tháng 12 năm 2018 tại Hà Nội.

Việt Nam, Bộ Y tế. "Hội nghị tổng kết 9 năm triển khai Luật khám bệnh, chữa bệnh". Ngày 7 tháng 12 năm 2019 tại Hà Nội.

Vietnam, Ministry of Health and Health Partnership Group. 2018. *Joint Annual Health Review 2016— Towards Healthy Ageing.* Ha Noi: Medical Publishing House.

Vietnam, Ministry of Health; Health Strategy and Policy Institute; World Bank; and World Health Organization. 2011. "Lessons for Hospital Autonomy: Implementation in vietnam from International Experience." World Bank, Washington, DC. https://openknowledge.worldbank. org/handle/10986/27800.

Vietnam, Ministry of Health and WHO (World Health Organization). 2016. *Health Financing Strategy of Vietnam (2016–2025).* Ha Noi: MOH and WHO.

Viswanathan, R., and C. A. Seefeld. 2015. *Clinical Social Franchising Compendium: An Annual Survey of Programs: Findings from 2014.* San Francisco: The Global Health Group, Global Health Sciences, University of California, San Francisco.

Whyle, Eleanor Beth, and Jill Olivier. 2016. "Models of Public Private Engagement for Health Services Delivery and Financing in Southern Africa: A Systematic Review." *Health Policy and Planning* 31: 1515–29.

WHO (World Health Organization). 2010. *Health Systems Financing—The Path to Universal Coverage.* Geneva: World Health Organization.

WHO (World Health Organization). 2010. *Public-Private Mix for TP Care and Control—A Toolkit.* Geneva: World Health Organization.

World Bank. 2013. *Assessment of the Financing Framework for Municipal Infrastructure in Vietnam.* Washington, DC: World Bank.

World Bank. 2016. "Country Readiness Diagnostic for Public-Private Partnerships." World Bank, Washington, DC.

World Bank. 2016. "Public-Private Partnerships in Health: World Bank Group Engagement in Health PPPs." An IEG Synthesis Report, World Bank, Washington, DC.

World Bank. 2017. *Public Private Partnerships Reference Guide—Version 3.* Washington, DC: World Bank.

World Bank. 2018. *Climbing the Ladder: Poverty Reduction and Shared Prosperity in Vietnam.* Washington, DC: World Bank.

World Bank. 2018. *Infrastructure Public Private Partnerships 2018.* Washington, DC: World Bank.

World Bank. 2018. *Procuring Infrastructure Public Private Partnership 2018: Assessing Government Capability to Prepare, Procure, and Manage PPPs.* Washington, DC: World Bank.

World Bank. 2019. *World Development Indicators 2019.* Washington, DC: World Bank.

World Bank, Asian Development Bank, and Inter-American Development Bank. 2014. *Public Private Partnerships Reference Guide—Version 2.0.* Washington, DC: World Bank.

World Bank vietnam and Castalia Limited. 2019. "PPP Legal and Regulatory Framework Assessment Report." Unpublished.

World Bank vietnam and Ernst and Young. 2019. "vietnam: National Roadmap to Support PPP Program and Fiscal Risk Management Agenda." Unpublished.

World Economic Forum. 2017. *Global Competitiveness Index Reports.* Geneva: World Economic Forum.

World Health Organization. 2015. *World Health Statistics 2015.* Geneva: World Health Organization.

World Health Organization and Ministry of Health. "Health Financing Strategy for vietnam (2016–2025)."

TRANG WEB

Cotec Healthcare company website, http://cotechealthcare.com.vn/.

Trang web của Sở Kế hoạch và Đầu tư Thành phố Hồ Chí Minh – Phòng Đầu tư theo Hình thức Đối tác Công tư, https://ppp.tphcm.gov.vn.

Trang web của Bộ Kế hoạch và Đầu tư – Đầu tư theo Hình thức Đối tác Công tư, http://ppp.mpi.gov.vn/.

CƠ SỞ PHÁP LÝ

Luật số 22/2008/QH12 ngày 13 tháng 11 năm 2008 của Quốc hội về cán bộ và công chức ("Luật Cán bộ, Công chức")

Luật số 25/2008/QH12 ngày 14 tháng 11 năm 2008 của Quốc hội về Bảo hiểm y tế (đã sửa đổi bởi Luật số 46/2014/QH13 ngày 13 tháng 6 năm 2014 của Quốc hội về sửa đổi Luật Bảo hiểm y tế) ("Luật Bảo hiểm Y tế 2014")

Luật số 40/2009/QH12 ngày 23 tháng 11 năm 2009 của Quốc hội về Khám chữa bệnh (Luật Khám chữa bệnh)

Luật số 58/2010/QH12 ngày 15 tháng 11 năm 2010 của Quốc hội về Viên chức ("Luật Viên chức")

Luật số 43/2013/QH13 ngày 26/11/2013, của Quốc hội về Mua sắm công (Luật mua sắm công)

Luật số 45/2013/QH13 ngày 29 tháng 11 năm 2013 của Quốc hội về đất đai ("Luật Đất đai")

Luật số 49/2014/QH13 ngày 18 tháng 11 năm 2014 của Quốc hội về Đầu tư công ("Luật Đầu tư công")

Luật số 50/2014/QH13 ngày 18 tháng 11 năm 2014 của Quốc hội về Xây dựng ("Luật Xây dựng")

Luật số 67/2014/QH13 ngày 26 tháng 11 năm 2014 của Quốc hội về Đầu tư ("Luật Đầu tư")

Luật số 68-2014-QH13 ngày 26 tháng 11 năm 2014 của Quốc hội về Doanh nghiệp (Luật Doanh nghiệp")

Luật số 83/2015/QH13 ngày 25 tháng 11 năm 2015 của Quốc hội về Ngân sách ("Luật Ngân sách")

Luật số 105/2016/QH13 ngày 06 tháng 11 năm 2016 của Quốc hội về Dược ("Luật Dược")

Luật số 15/2017/QH14 ngày 21 tháng 6 năm 2017 Quốc hội về quản lý và sử dụng tài sản công (Luật quản lý, sử dụng tài sản công

Luật đầu tư theo phương thức PPP (dự thảo)

Nghị định 299/HDBT ngày 15 tháng 8 năm 1992 của Hội đồng Bộ trưởng về Bảo hiểm Y tế

Nghị định 69/2008/NĐ-CP ngày 30 tháng 5 năm 2008 của Chính phủ về chính sách khuyến khích xã hội hóa đối với các hoạt động trong lĩnh vực giáo dục, dạy nghề, y tế, văn hóa, thể thao, môi trường

Nghị định số 15/2015/NĐ-CP ngày 14 tháng 2 năm 2015 của Chính phủ về đầu tư theo hình thức đối tác công tư

Nghị định 30/2016/NĐ-CP ngày 28 tháng 4 năm 2016 của Chính phủ quy định chi tiết hoạt động đầu tư từ quỹ bảo hiểm xã hội, bảo hiểm y tế, bảo hiểm thất nghiệp

Nghị định 36/2016/NĐ-CP ngày 15 tháng 5 năm 2016 của Chính phủ về Quản lý trang, thiết bị y tế (được sửa đổi bởi Nghị định 169/2018/NĐ-CP ngày 31 tháng 12 năm 2018 của Chính phủ về việc sửa đổi Nghị định 36/2016/NĐ-CP)

Nghị định 73/2016/NĐ-CP ngày 1 tháng 7 năm 2016 của Chính phủ về hướng dẫn Luật Kinh doanh Bảo hiểm

Nghị định 151/2017/NĐ-CP ngày 26 tháng 12 năm 2017 của Chính phủ về hướng dẫn của Luật Quản lý, sử dụng tài sản công

Nghị định 63/2018/NĐ-CP ngày 4 tháng 5 năm 2018 của Chính phủ về đầu tư theo hình thức Công - Tư

Nghị quyết 90/1997/NĐ-CP ngày 21 tháng 8 năm 1997 của Chính phủ về phương hướng và chủ trương xã hội hoá các hoạt động giáo dục,y tế, văn hoá

Pháp lệnh số 26-L/CTN ngày 13 tháng 10 năm 1993 của Chủ tịch nước về Hành nghề y dược tư nhân

Quyết định 04/BYT/QĐ ngày 8 tháng 3 năm 1989 của Bộ Y tế về việc ban hành chính sách hành nghề y tế tư nhân

Quyết định 392/QĐ-BKHĐT ngày 30 tháng 3 năm 2012 của Bộ trưởng Bộ Kế hoạch và Đầu tư về việc thành lập Văn phòng Đối tác công tư thuộc Cục Quản lý đấu thầu

Quyết định 1624/QĐ-TTg của Thủ tướng Chính phủ ngày 29 tháng 10 năm 2012, về việc thành lập Ban Chỉ đạo về đầu tư theo hình thức đối tác công - tư (PPP)

Quyết định 122/QĐ-TTg ngày 10 tháng 1 năm 2013 của Thủ tướng Chính phủ về việc Phê duyệt Chiến lược quốc gia bảo vệ, chăm sóc và nâng cao sức khỏe nhân dân giai đoạn 2011 - 2020, tầm nhìn đến năm 2030

Quyết định 50/2015/QĐ-UBND ngày 30 tháng 10 năm 2015 của UBND Thành phố Hồ Chí Minh về kế hoạch kích thích đầu tư của Thành phố Hồ Chí Minh

Quyết định 2348/QĐ-TTg ngày 05 tháng 12 năm 2016 của Thủ tướng Chính phủ về việc Phê duyệt đề án xây dựng và phát triển mạng lưới y tế cơ sở trong tình hình mới

Thông tư 36/2014/TT-NHNN Việt Nam ngày 20 tháng 11 năm 2014 về việc quy định các giới hạn, tỷ lệ bảo đảm an toàn trong hoạt động của tổ chức tín dụng, chi nhánh ngân hàng nước ngoài

Thông tư 06/2016/TT-NHNN ngày 27 tháng 5 năm 2016 về sửa đổi một số điều của Thông tư 36/2014/TT-NHNN

Thông tư 06/2016/TT-BKHĐT ngày 28 tháng 6 năm 2016 của Bộ Kế hoạch và Đầu tư về hướng dẫn một số điều của Nghị định số 15/2015/NĐ-CP

Thông tư 88/2018/TT-BTC ngày 28 tháng 9 năm 2018 của Bộ Tài chính về việc quy định một số nội dung về quản lý tài chính đối với dự án đầu tư theo hình thức đối tác công tư và chi phí lựa chọn nhà đầu tư

Thông tư số 09/2018/TT-BKHĐT ngày 28 tháng 12 năm 2018 của Bộ Kế hoạch và Đầu tư hướng dẫn thực hiện một số điều của Nghị định số 63/2018/NĐ-CP và Kế hoạch 139/KH-BYT ngày 01 tháng 3 năm 2016 của Bộ Y tế về bảo vệ, chăm sóc và nâng cao sức khỏe nhân dân giai đoạn 2016-2020